EXAMEN PRATIQUE

DES MALADIES

DE MATRICE.

Autres Ouvrages de M. PH. HUTIN.

MANUEL DE LA PHYSIOLOGIE DE L'HOMME, deuxième édi-
tion. Paris, 1838, in-12, br.   5 fr. 50 c.

RECHERCHES SUR LE CANAL GASTRO-INTESTINAL, comprenant trois Mémoires réunis, savoir : 1° Etudes de la membrane
muqueuse digestive à l'état normal ; 2° Etude des diverses formes
anatomiques de l'inflammation de cette membrane, et des signes
qui peuvent la caractériser sur le cadavre ; 3° des caractères qui
différencient cette inflammation des divers états qui pourraient la
simuler. Paris, 1826, in-8°, br.   3 fr. 50 c.

RECHERCHES ANATOMIQUES, PHYSIOLOGIQUES ET MÉDI-
CALES, SUR LA MOELLE ÉPINIÈRE ET SES MALADIES,
contenant un grand nombre d'observations. Paris, 1828, in-8°,
br.   3 f.

COUP D'OEIL PHILOSOPHIQUE, HYGIÉNIQUE ET MÉDICAL,
SUR LES PRISONS ET LES CRIMINELS. Plusieurs Mémoires
in-8°.

QUELQUES RECHERCHES SUR LES MALADIES DE MATRICE
ET SUR LES ÉVACUATIONS SANGUINES. In-4°.

EXAMEN PRATIQUE

DES MALADIES

DE MATRICE,

SOUS LES POINTS DE VUE SPÉCIAUX

DE LEURS CAUSES ET DE LEUR FRÉQUENCE A NOTRE ÉPOQUE,
DE LEUR DIAGNOSTIC,
DE LEUR TRAITEMENT ET DE LEUR HYGIÈNE;

PAR PH. HUTIN,

DOCTEUR EN MÉDECINE, CHEVALIER DE LA LÉGION D'HONNEUR,
LAURÉAT DE LA FACULTÉ DE PARIS,
ANCIEN INTERNE DE PREMIÈRE CLASSE DES HOPITAUX CIVILS,
EX-MÉDECIN EN CHEF DE LA GARDE NATIONALE DE LA SEINE, ETC., ETC.

> La matrice est la source de la plupart des maladies propres aux femmes.
>
> HIPPOCRATE.

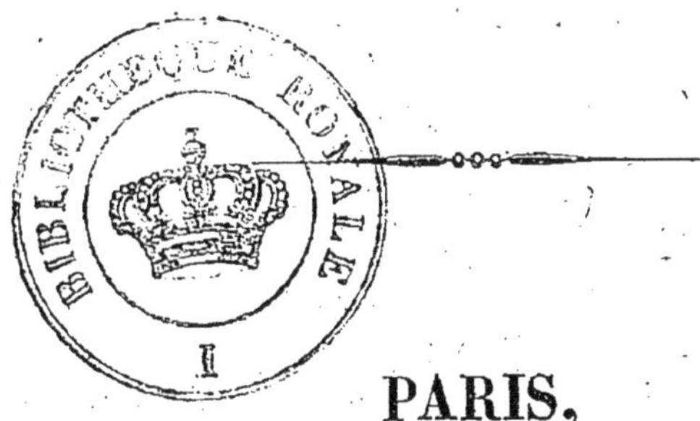

PARIS,

GERMER BAILLIÈRE, LIBRAIRE,
RUE DE L'ÉCOLE DE MÉDECINE, 13 BIS;
LEDOYEN, PALAIS-ROYAL, GALERIE D'ORLÉANS, 31;
L'AUTEUR, RUE NEUVE S.-AUGUSTIN, 8.

1840.

HOMMAGE

A MONSIEUR

LE PROFESSEUR MARJOLIN

MON MAITRE.

Vos conseils bienveillants ont dirigé mes premiers pas, à travers les difficultés de la science; votre manière noble et consciencieuse de pratiquer la médecine, est un modèle que je me suis constamment efforcé de suivre.

Ph. HUTIN.

EXAMEN PRATIQUE

DES MALADIES

DE MATRICE.

QUELQUES MOTS

AVANT D'ENTRER EN MATIÈRE.

Médecin !..... est-ce là tout simplement un mot de notre langue, qu'on prononce sans y penser ? n'est-ce qu'une émission de voix, un bruit qui vient frapper l'air et mourir ?... Non ! Ce mot a un sens profond et grave, ce mot doit être dit religieusement, et provoquer le respect et la méditation : qui l'accepte comme son titre, doit le comprendre et frémir....

Un médecin est un être à part, qui entre dans la vie par une porte secrète, le front ceint d'une couronne d'épines ; qui en traverse le fleuve, aux vents de la science et du labeur; qui, toujours sur l'écueil et sous l'orage, donne son repos, sa liberté, ses jours, contre une découverte utile à l'humanité, et s'éteint après cette tâche, trop souvent payée d'ingratitude!

Il n'a pas sur cette terre, qu'une seule mission, celle de guérir les maladies de notre espèce, et de corriger ses infirmités; sa conscience lui ouvre encore la noble tâche de les prévenir, en neutralisant leurs causes. Or, pour atteindre ce but, il faut non-seulement, que la connaissance des agents physiques qui circonviennent l'homme et l'assiégent sans cesse, lui soit familière; mais il doit aussi pénétrer tous les secrets de l'âme, ses joies, ses souffrances. Le moral, pour la femme surtout, a la plus grande part dans l'existence, et c'est bien souvent là, qu'on peut saisir le germe de ces affections terribles, qui portent la désolation dans les familles. Il faut donc, qu'il étudie et surveille les mœurs; il faut qu'il soit philosophe, civilisateur; il le peut : car il va, agit, observe, expérimente partout; s'arrêtant avec le même dévouement, sur tous les degrés de l'échelle, il interroge les pulsations artérielles sous les haillons de la misère et sous l'hermine de l'opulence; il hante les mansardes, il hante les trônes; une main, enfin, sur le toit de chaume, et l'autre sur le palais de stuc, il tient les deux anneaux extrêmes de la chaîne sociale; il la mesure, il la pèse, il l'explore sans cesse; il en connaît les mailles d'or, d'acier, de fer. Il a vu de tout près, les passions, les vices, les vertus. Il dira sous quelle poitrine bat un cœur généreux, et où loge l'âme sordide et égoïste. De tel ou tel état moral, il déduira souvent avec justesse, telle ou telle prédisposition morbifique; car il en a calculé les conséquences réactives sur l'organisation matérielle : tout se combine dans les deux grands ordres de la nature, et s'encadre sous l'œil scrutateur du médecin!

Ainsi, la société est son domaine; c'est le sol qu'il cultive; il le remue en tous sens; sa charrue entame tous les points de sa surface, et pénètre au plus profond de ses entrailles. Ces immenses moyens d'action lui

donnent une influence qu'il doit accepter ;
mais à une condition : celle de ne l'exercer
qu'avec tact et conscience, sinon ce formi-
dable levier n'en ferait qu'un être dangereux !...

C'est sous l'empire de ces idées, que je
publierai cet écrit, exclusivement consacré
à une classe de maladies des plus funestes
que nous ayons à redouter; je veux parler
des affections de matrice. Le but que je m'y
propose, est de faire connaître les principales causes sous l'influence desquelles, ces
maladies se multiplient d'une manière
vraiment alarmante; de donner aux femmes, si dignes de notre sollicitude, quelques conseils propres à leur faire éviter le
danger qui les menace, et aux médecins,
les enseignements qu'une pratique déjà
longue et attentive, m'a permis de recueil-
lir sur cette matière. C'est un fragment
d'un ouvrage plus complet, que je prépare,
et pour lequel je rassemble chaque jour
de nouveaux matériaux.

Afin d'assurer à cette œuvre quelque
opportunité, il est à propos de jeter ici un

coup d'œil sur une question encore indéci-
se : est-il vrai, comme on semble assez généralement disposé à le reconnaître, que
les affections de matrice soient aujourd'hui
plus fréquentes qu'autrefois ? Quelques
médecins le nient, et attribuent cette apparente fréquence, à la disposition où l'on
est de s'en inquiéter davantage, et surtout
à la meilleure appréciation des symptômes
qui les révèlent. Certes, la science, à ce
dernier égard, a fait de grands progrès ;
certes aussi, l'esprit est vivement préoccu-
pé de ces affections ; mais les conséquences
qu'on en tire, sont parfaitement erronées.
Qu'on interroge sur ce point, les praticiens
répandus et le public lui-même ; ils répon-
dront, tout en reconnaissant la vérité de
l'objection, que ces maladies se propagent
sensiblement depuis quelques années, à
Paris surtout et dans les grandes villes ;
ils diront qu'on remarque avec peine, une
proportion considérable de jeunes femmes,
après peu de temps de mariage, condamnées à rester pendant des mois entiers, sur
un lit de repos, et souvent, à passer entre

les souffrances et les médecins (tristes attributs d'un autre âge), les plus beaux jours de leur vie.

Si cette circonstance, qui ne se rencontre à aucune autre époque, demeure incontestée, le fait de l'accroissement des cas, est prouvé. Quant à moi, je me prononce avec conviction pour l'affirmative : oui, l'excédant de fréquence de ces maladies, est manifeste de nos jours, et cela fut depuis longtemps l'objet de mes remarques spéciales. Aussi m'occupai-je dès lors, non-seulement de perfectionner les moyens d'exploration et d'agrandir le champ des ressources médicales; mais encore je m'appliquai à l'étude particulière de leurs causes; j'ai cherché à découvrir les conditions physiologiques, les habitudes sociales et privées qui leur peuvent donner naissance. Mon expérience sur ce point, laborieusement continuée dans ma pratique, contribuera, j'en ai l'espoir, à mettre un terme à cette plaie dévorante.

Afin de signaler au plus tôt, l'écueil et les moyens de l'éviter, j'ai cru devoir devan-

cer l'époque que j'avais fixée pour la pu-
blication de cet ouvrage; sans plus attendre,
les femmes y trouveront un guide, et les
médecins qui n'ont pas été en position de
voir, comme moi, un grand nombre de
ces maladies, pourront s'éclairer de mes
observations; car il ne faut pas se le dissi-
muler, ces affections forment, dans la pathologie générale, un ensemble tout à fait
à part, qui a ses moyens d'investigation et
sa thérapeutique propres, chacun le sait.

La nature des maladies de matrice, leur
gravité, et, en partie, leur fréquence, trouvent leurs raisons dans la texture nerveuse
et éminemment vasculaire de l'organe utérin; dans son mode de suspension dans le
bassin; dans ses sympathies nombreuses
et vives; dans ses rapports avec les corps
étrangers; dans ses excitations multipliées;
dans les congestions mensuelles dont il est
le siége, et dans les fonctions laborieuses
dont il est chargé.

D'après toutes ces raisons, on s'expli-
quera facilement pourquoi, avant l'âge de
la puberté et après celui du retour, ces

maladies sont infiniment plus rares; à ces deux termes extrêmes, la vie est en quelque sorte passive pour la matrice, la plupart de leurs causes n'existent plus après la dernière période, et n'existaient pas avant la première.

On est frappé, toutefois, de cette vérité, que les affections utérines sont notablement plus communes parmi les classes riches, oisives et encaissées des grandes villes, que dans les populations laborieuses et pauvres, vivant au grand air des campagnes. C'est qu'au demeurant, les personnes d'un tempérament nerveux et lymphatique, à constitution délicate, sont plus aptes à les contracter, et que rien ne tend plus puissamment à modifier l'organisation dans ce sens, que les habitudes sociales et domestiques des grandes cités.

Ces assertions reposent d'ailleurs, sur des observations d'une exactitude si rigoureuse, qu'on peut les vérifier mathématiquement partout où la civilisation, avec son cortége de coutumes efféminées, pénétra le plus profondément. On y verra que l'énorme majorité des tempéraments s'y fait remarquer par les prédominances lymphatique et nerveuse, et que les affections utérines y règnent dans la même proportion. Comment en serait-il autrement? Tout n'y pousse-t-il pas à ce résultat: les plaisirs, la mollesse, l'oisiveté, les arts eux-mêmes, et jusqu'aux logements étroits dans lesquels le corps s'étiole, parce que l'air, insuffisamment renouvelé, n'y peut alimenter une respiration large et saine.

Il me reste un mot à dire, en terminant cet avant-propos : beaucoup de jeunes femmes, arrêtées par l'embarras d'un aveu qui répugne à leur candeur, et que leur délicatesse s'ingénie à entourer d'une sorte de honte, hésitent longtemps à confier à un médecin les premiers symptômes d'un mal qu'elles s'efforcent de se nier à elles-mêmes. Ce sentiment d'exquise pudeur les honore sans doute; mais il peut leur être bien funeste, et la prudence le désavoue. Telle lésion qui, prise au début, n'a pas la moindre gravité, peut devenir, par les lenteurs qu'on apporte à la traiter, une

maladie incurable et mortelle. Je les con-
jure donc, au nom de l'art, de l'humanité
et d'elles-mêmes, de dépouiller cette ti-
midité, qui n'est qu'une déception, et de
mettre la science en état de les secourir
et de les sauver!...

CHAPITRE PREMIER.

Des causes sous l'influence desquelles, les maladies de matrice tendent à devenir plus fréquentes.

Ainsi que l'indique assez le titre de cette première partie de mon travail, mon intention n'est pas de traiter ici de toutes les causes capables de provoquer des affections utérines ; je me propose plus particulièrement d'exposer et d'étudier celles dont l'influence spéciale tend à en accroître le nombre. Ce terrain, je le sais, est des plus délicats; j'y rencontrerai des difficultés de langage, beaucoup d'usages du monde à critiquer, et malheureusement quelques révélations pénibles à publier. Quoi qu'il en soit, je l'aborderai franchement, convaincu que ce travail intéresse au plus haut point, l'avenir de la société. Il me sera, je l'espère, tenu compte de l'intention qui me l'inspira.

ARTICLE PREMIER.

De quelques fautes commises dans l'éducation des filles, considérées comme causes prédisposantes aux maladies de matrice.

Je dirai, en commençant, quelques mots sur

l'éducation tant physique que morale des jeunes filles ; la mauvaise direction qu'on lui imprime, vicieuse sous plus d'un rapport, me semble tout à fait propre à faire naître chez elles, les premiers germes d'accidents funestes qui doivent se produire plus tard.

Faisons remonter nos investigations jusqu'à la naissance de notre sujet ; et tout d'abord nous aurons à blâmer le déplorable usage d'éloigner de la famille, les nouveau-nés pour les faire nourrir au dehors, ou, par une modification bien légère de cet acte dénaturé, de leur faire, chez soi, sucer un lait étranger, quand d'ailleurs la mère est saine et en état d'accomplir elle-même cette mission. Cette coutume, qui gagne peu à peu et s'acclimate dans les mœurs de nos villes, a pour motif avoué par beaucoup de jeunes femmes, l'impossibilité physique où elles sont de faire autrement, ou bien encore les embarras, les exigences de leur position sociale ! Raisons plus spécieuses que vraies, et qui trop souvent déguisent le désir d'échapper aux ennuis, aux inconvénients de l'allaitement ; elles craignent de s'arracher pour quelques mois, au tourbillon étourdissant du monde ; elles ne peuvent se sevrer d'un spectacle, d'un bal, d'une fête ;

elles redoutent surtout la déformation de quelques-uns de leurs charmes, et oublient que ce système, déjà fort pernicieux pour elles, comme nous aurons occasion de le démontrer, peut aboutir, pour la pauvre créature dont elles se séparent, aux conséquences les plus fâcheuses.

Le défaut de soins réguliers, de propreté, d'alimentation tempestive, de surveillance; l'abus du maillot, contre lequel se sont élevés si longtemps en vain les philosophes éclairés et les physiologistes; les brutalités, et, malgré l'attention qu'on apporte à bien choisir sa nourrice, un lait vicié quelquefois, sont autant de voies par lesquelles une mère d'emprunt concourt bien souvent à la détérioration du sang pur et de la bonne constitution qu'avait reçus son nourrisson. Et, pour conclure en rentrant dans la matière exclusive de cet ouvrage, si ce nourrisson est une fille, ces pratiques sont autant de pas qu'on lui fait faire vers les maladies de matrice; car, on n'en peut douter, tout ce qui affaiblit y prédispose.

Une fois hors du maillot, les fautes se continuent dans l'éducation des jeunes personnes. On ne peut le méconnaître; dans les soins

qu'on leur donne aujourd'hui, on s'applique
beaucoup plus à faire des demoiselles bril-
lantes que de bonnes épouses, des femmes
du monde que des mères de famille. Elevées
artificiellement et en quelque sorte sous cloche, il semble, pauvres plantes, qu'on veuille
précipiter leur végétation pour en jouir plus
tôt, et, par une singulière contradiction, à
peine leurs chairs sont-elles en voie d'acquérir
quelque consistance, qu'on les étrangle dans
des vêtements mécaniques, comme si l'on
craignait que la liberté du développement ne
produisît une constitution trop énergique et
un accroissement grossièrement démesuré. On
les étouffe, on les moule dans des corsets
étroits qui paralysent l'essor des évolutions
organiques régulières, et altèrent toutes les
conditions de vitalité.

Nous blâmons la ridicule pratique des Chi-
nois, qui mettent leurs femmes dans l'impossibilité de marcher en leur étreignant les
pieds dans des chaussures étroites, et nous
ne nous apercevons pas que nous faisons cent
fois pis avec l'usage du corset, qui mutile le
corps entier! Nous ne remarquons pas que
nous sacrifions la force à une élégance arbitraire de la taille, la santé à des caprices de

formes contre nature, et qu'en réalité notre beauté conventionnelle prend sa source dans la détérioration de l'économie !

La société est dans une voie si fausse à cet égard, qu'une jeune personne robuste et fraîche, dont les formes sont noblement et largement prononcées, dont l'éducation physique a été sagement dirigée à la campagne, ou chez laquelle l'énergie du tempérament a triomphé des obstacles qu'on lui opposait, est aujourd'hui infiniment moins appréciée dans le monde que celle qui s'y présente chétive et décolorée; et dont l'air languissant et mélancolique révèle une pauvre constitution, ou les soins qu'on a pris d'entraver son essor!... Ne dirait-on pas que la langueur et la faiblesse répandent des trésors de grâces qu'enlèvent les développements d'une nature libre, agissant seule sous l'influence de l'exercice et du grand air ?

Ces coutumes, si évidemment contraires à la raison et à l'hygiène, n'ont pas seulement pour résultat d'énerver l'organisation totale; le corset, cette meurtrière machine, jette encore une perturbation plus dangereuse dans les points où il porte plus spécialement : les côtes, fortement comprimées, rentrant dans la cavité de la poitrine qu'elles rétrécissent, entravent plus ou moins les fonctions respiratoires, et déterminent souvent des lésions graves aux poumons. N'est-ce pas aussi à cette cause qu'il faut en partie rapporter l'absence de gorge, malheureusement si commune aujourd'hui dans les grandes villes ? D'autre part, la compression ne porte pas moins ses effets sur le ventre, dont les organes, refoulés dans un centre très-resserré, cèdent peu à peu, se déplacent, et se réfugient dans le bassin, où leur présence peut devenir dans la suite, une cause puissante de maladies de matrice.

Le corset exerce encore une action d'un autre ordre, et non moins directe sur la production et la fréquence actuelle des affections utérines ; n'est-il pas évident, en effet, que cette sorte d'étranglement de la taille, apporte un obstacle plus ou moins considérable à la libre circulation, et surtout au retour du sang des parties inférieures du corps ; n'est-il pas évident, par cette raison, que toutes les fois qu'il existera une disposition quelconque aux inflammations, engorgements, congestions ou hémorragies de l'organe générateur, cette cause pourra coopérer d'une manière

énergique, au développement de ces divers
états ?...

Voici un fait qui tendrait à prouver que cette
pernicieuse habitude de coquetterie, pourrait
suffire seule pour provoquer à la longue, des
lésions sérieuses ; il y a environ trois mois,
je fus appelé près de madame de L..., qui
passe dans le monde pour avoir une taille
parfaite, et qui paye de son bien-être, une
partie de ce dangereux avantage ; depuis plusieurs mois, elle se plaignait d'avoir presque
habituellement, dans l'intervalle de ses règles,
un léger suintement sanguin, qu'elle attri-
buait à sa vie très-active. Je l'examinai avec
soin ; la matrice était saine. Il me vint à l'idée
de lui conseiller de s'abstenir de corset pendant quelques jours, et le lendemain tout
avait disparu ! Nous avions mis le doigt sur le
secret de son mal ; dès ce moment, nous con-
vînmes d'une transaction qui eut lieu entre
les intérêts de sa santé et de sa taille, et depuis lors madame de L... se porte à merveille.

Nul doute que la persistance de cette congestion habituelle de la matrice, ne puisse
devenir la source de maladies graves. Déjà un
cas pareil s'était présenté, il y a quelques années, dans ma pratique. Les tailles courtes

d'autrefois, dont je ne ferai pourtant point l'éloge, n'avaient pas du moins, les mêmes inconvénients.

Si nous examinons maintenant l'éducation morale; nous y trouverons aussi des vices non moins graves. Et d'abord, n'est-il pas généralement vrai que beaucoup de jeunes personnes sont trop tôt introduites dans le monde, où on les choie, les adule, les façonne à une sorte de coquetterie lascive, qui fait éclore chez elles, une maturité factice fort dangereuse? Il arrive bien souvent que l'entraînement des plaisirs du monde, auxquels on les associe de si bonne heure, exalte vivement leur imagination, et les expose à contracter des habitudes qui usent le corps, ou l'empêchent d'accomplir son entière et franche maturation. Enfin, le contact de la société exerce chez elles, une telle influence, que souvent la matrice y devient un centre trop précoce d'activité, qui fait surgir la nécessité de les marier longtemps avant qu'il n'eût été raisonnable de le faire. De là, des inconvénients que nous apprécierons en leur temps.

Si l'on ne s'inquiète guère d'une santé équivoque; si l'on pense peu ou point, à faire des femmes robustes; en revanche, nous l'avons déjà dit, on ne néglige rien pour leur assurer des succès dans le monde. On veut que, par leurs talents, par les charmes de leur esprit, elles brillent, éclatent, éblouissent; tout est sacrifié à cette espérance, à cet orgueil de la famille! Dès lors, plus de repos, plus de promenades salutaires, plus de grand air; condamnées à une retraite complète, à des études arides et assidues, ces malheureuses victimes cueillent leurs palmes sur le bord des abîmes! Certes, à ces conditions, on peut produire dans les salons, des femmes instruites et remarquables par leur esprit; mais, certes aussi, ces qualités qui les distinguent, leur coûtent trop souvent, la ruine de leur constitution. C'est quand elles deviennent mères surtout, que leur débilité se manifeste, et qu'elles ont à gémir; elles ne se relèvent d'ordinaire, qu'avec peine, et il est extrêmement rare qu'elles ne soient dans l'impuissance la plus absolue d'allaiter leurs enfants.

Voyez les différences que l'éducation, dans son double but physique et moral, établit entre deux jeunes personnes nées dans des conditions à peu près semblables, mais pour lesquelles le même système n'a pas été suivi:

L'une, d'abord nourrie d'un lait merce-
naire, puis couvée, pour ainsi dire, par sa
famille, ou, comme nous le disions plus haut,
élevée sous cloche, au sein d'une cité popu-
leuse, sans exercice, cachée au grand air, et
brisée de bonne heure dans un étroit corset,
pâlissant du matin au soir sur des livres,
n'ayant pour distraction que l'étude appli-
quante des arts d'agrément, et passant plus
tard une partie de ses nuits dans le monde!...
Nous la reconnaîtrons à ses chairs molles et
plus ou moins décolorées; à sa peau fine et
douce, mais à travers laquelle on aperçoit un
sang pâle, circulant lentement dans les veines.
Sa poitrine étroite est ordinairement sèche,
ses yeux sont cernés; sa physionomie porte
l'empreinte d'une grande sensibilité, ou d'une
prétentieuse mélancolie; il y a de la recherche
dans ses manières, et presque toujours une
nuance romanesque ou d'afféterie dans ses
idées. Son caractère peut avoir un grand fonds
de douceur et de bienveillance; mais il a aussi
beaucoup de susceptibilité; elle s'afflige de
rien; la moindre contrariété lui gonfle le
cœur de soupirs, et souvent des larmes abondantes trahissent sa faiblesse et son excessive
impressionnabilité. La vie semble, chez elle,

s'être réfugiée dans les systèmes nerveux et cérébral; les autres fonctions sont languissantes; ses forces s'épuisent par l'exercice le plus ordinaire; son appétit et ses digestions sont surtout remarquables par les plus capricieuses irrégularités; elle est sujette à des accidents nerveux, à des crises hystériques et à une foule d'indispositions. Vient-elle à se marier, ses grossesses la fatiguent beaucoup, les fausses couches sont fréquentes, l'allaitement souvent impossible, enfin les maladies de matrice en font très-communément leur victime.

L'autre, au contraire, dont l'éducation, plus judicieusement dirigée, n'a pas exclu les règles sages de l'hygiène; qui a sucé le lait de la mère saine qui l'engendra; qui n'a pas été moulée dans ses vêtements, ni renfermée dans une atmosphère concentrée; qui a à la fois exercé raisonnablement son corps et son intelligence, à l'abri des séductions du monde et de leurs funestes conséquences; se fait remarquer par la fraîcheur de son teint, par une charpente harmonieusement développée et des chairs résistantes; une grâce native se mêle à tous ses mouvements, parce qu'ils sont faits sans effort, sans apprêt; son air ouvert respire l'innocence, la santé et le bonheur; ses idées sont simples et naïves ; mais sa raison est droite, son esprit juste; toutes ses fonctions jouissent de la plus grande énergie ; elle met au monde des enfants forts et bien portants, qu'elle nourrit ou peut nourrir elle-même ; elle se rétablit promptement ; il est extrêmement rare que ses couches laissent à leur suite, quelque trace de fatigues, et moins encore des germes de maladies.

ARTICLE II.

Dispositions héréditaires.

Avant d'aller plus loin, je dirai un mot de l'hérédité des maladies de matrice. Pour moi, c'est un fait incontestable que, si les filles n'héritent pas nécessairement et immédiatement des affections utérines dont serait atteinte leur mère, elles en reçoivent du moins une grande disposition à les contracter. Leur constitution, empreinte d'une débilité originelle, qu'une mauvaise direction contribue encore à augmenter, ne tarde pas à porter ses fruits. Dans leur jeunesse, elles sont sujettes aux fleurs blanches, à la chlorose, à l'émission involontaire des urines, aux lassitudes spontanées, etc., et quelques années de mariage suffisent ordinairement pour faire sortir du pernicieux principe qu'elles ont apporté en naissant, les engorgements congestifs ou inflammatoires, les ulcérations, les déplacements, et tous les genres d'affections de matrice.

Des conséquences identiques résultent de ces mariages si communs aujourd'hui, où la cupidité sacrifie une jeune personne à la fortune d'un vieillard. Les enfants qui en naissent, sont généralement de la plus mauvaise constitution, à quelque sexe qu'ils appartiennent; mais, comme je ne veux ici parler que des filles, je dirai que, si elles ne meurent phthisiques, les fatigues des grossesses, des accouchements ou des fausses couches, exercent bientôt chez elles, leur triste et déplorable privilége, sur les organes sexuels.

Il est facile de prévoir les suites funestes dont ces dispositions de famille, menacent la société. L'expérience de chaque jour, apprend à tout le monde, que les parents faibles, valétudinaires ou âgés, donnent bien rarement naissance à des enfants robustes; bien rarement aussi les règles sages d'une hygiène éclairée, viennent-elles corriger cette prédisposition originelle ; et c'est ainsi que de génération en génération, se transmettent et se multiplient, sinon toujours les infirmités elles-mêmes, du moins les conditions d'aptitude à les contracter. On s'occupe vraiment trop peu, dans la question du mariage, de la force, de l'âge et de la santé des époux et de leurs parents. La fortune et la position sociale lèvent toutes les difficultés, effacent tous les scrupules !... A plus tard les regrets !...

Veut-on un exemple pour comprendre toute l'importance de cette disposition héréditaire ?... En voici un que je prends au hasard dans la foule ; c'est celui d'une jeune femme à laquelle je donne actuellement des soins.

Grande, frêle et délicate, cette dame est d'un tempérament éminemment nerveux et lymphatique, ses chairs sont molles, décolorées ; son enfance s'est fait remarquer par une croissance rapide, par des indispositions sans cesse renaissantes, par une débilité incommode des voies urinaires ; par des fleurs blanches fréquentes. A treize ans, l'écoulement d'un sang pâle, séreux, peu abondant, fixa sa nubilité, et depuis lors il revint assez régulièrement avec les mêmes caractères.

Couvée en quelque sorte par sa famille, en raison de sa mauvaise santé, cette jeune femme resta faible et impressionnable au dernier point; depuis un an qu'elle est mariée, elle a déjà fait deux fausses couches, et il y a bientôt trois mois qu'elle subit les conséquences d'un relâchement extrême des organes sexuels.

Eh bien! la mère de cette dame, présente une constitution lymphatique très-prononcée, elle est rhumatisante, elle a eu plusieurs gastralgies qui ont fait craindre une dégénérescence organique de l'estomac; actuellement encore, elle est affectée d'une descente et d'un engorgement chronique de la matrice.

Son père, déjà âgé, offre depuis son enfance, une légère déviation de la colonne vertébrale.

Sa grand'mère est à la fois tourmentée par une affection dartreuse presque générale et fort ancienne, par un emphysème et un catarrhe pulmonaires chroniques. Son grand-père est mort, à cinquante ans, d'une maladie cancéreuse du rectum.

Enfin son aïeule, toujours dans la ligne

maternelle, a succombé à des pertes utérines, à l'époque de son retour d'âge !....

Rien n'est, au reste, plus évident que cette
transmission héréditaire, de la constitution du
tempérament, de la force, de la santé, comme
aussi de la faiblesse et de toutes les prédispo-
sitions vicieuses de l'organisme. Cette vérité
de tous les temps, Horace l'a ainsi rendue :

Fortes creantur fortibus et bonis.

ARTICLE III.

Effets du mariage. — Imprudences diverses.

Je prendrai maintenant les jeunes femmes
telles qu'elles sont au moment de leur mariage, et les suivrai dans leur vie intime et sociale, comme je l'ai fait pour le plus grand
nombre de celles qui m'ont consulté sur des maladies des organes génitaux. C'est ainsi que je
pourrai faire remarquer ce que j'ai observé, et
montrer comment j'ai recueilli les principaux
éléments de cet écrit tout à fait pratique.

a. Les unes, d'une complexion délicate, d'une
santé chétive, et mariées le plus souvent trop
jeunes, m'ont présenté, après un premier accouchement, une série d'accidents annonçant

que les organes de la génération n'avaient point
encore acquis toute la force d'une pleine maturité, lorsqu'on leur imposa l'œuvre pénible
de la reproduction; quelquefois même, plusieurs fausses couches spontanées avaient déjà
douloureusement révélé leur impuissance, tout
en augmentant leur affaiblissement; les plaisirs du monde, avec leurs longues veilles, et
dont en général, les jeunes femmes sont fort
avides dans les premières années du mariage,
avaient encore accru cette fâcheuse disposition,
par les fatigues qu'ils entraînent.

Les premiers effets qui éveillent leur attention, sont vagues et indécis; ils se manifestent
à la fois, dans toutes les parties du corps, par
un sentiment de malaise et de faiblesse ex-
traordinaires; mais bientôt, on voit paraître
successivement divers symptômes qui font
pressentir un état de souffrance dans les voies
utérines : en effet, le dérangement de la menstruation, un écoulement plus ou moins considérable de fleurs blanches, des pesanteurs
dans le bassin, des lassitudes dans les membres inférieurs, des douleurs dans le bas-
ventre et dans les reins, à divers degrés d'intensité, etc., ne tardent pas à mettre hors de
doute le véritable siége du mal.

Si on complète son examen par l'exploration directe des parties malades, on apprend alors, que la matrice est, partiellement ou en totalité, le foyer d'une fluxion congestive ou inflammatoire, ou bien encore, que, par suite d'un relâchement des tissus, elle a subi diverses sortes de déplacements.

C'est au sein d'une population nombreuse, où tout se frotte, se heurte ; où les désirs et les besoins se multiplient sous l'influence de mille occasions provocatrices, que les femmes ont le plus à redouter les maux que je viens de signaler. Les exemples de nubilité hâtive en flagrant désaccord avec les lois communes et les forces réelles de la constitution, sont surtout le dangereux apanage des grandes villes. Aussi est-ce là, et souvent par cette seule cause, que les maladies de matrice se propagent dans une proportion relative vraiment effrayante !...

b. Bien que mariées dans des conditions meilleures, il en est d'autres qui subissent les conséquences d'un principe odieux, trop souvent pratiqué par des hommes d'un âge mûr, associés à des épouses adolescentes. Ces hommes au cœur sec, à l'âme mesquine, sous l'injurieux prétexte d'assurer leur repos compromis par la disproportion des âges, se font un système de ruiner promptement les charmes et la jeunesse de leurs compagnes! Ils s'arrangent alors, de manière à ce qu'elles soient toujours enceintes ou nourrices!... Triste et honteuse ressource d'un cruel égoïsme, qui outrage le caractère de la femme, autant qu'il expose sa santé!

Rien, certes, ne peut paraître plus légitime que l'accomplissement du vœu naturel de la reproduction; mais il en est de ce besoin, comme de tous ceux attachés à la vie humaine, et si la sagesse nous défend d'y résister, elle nous commande aussi de ne pas le satisfaire sans réserve. Il ne faut pas oublier ce qu'il en coûte aux mères, de peines et de souffrances. Je sais bien, qu'il en est beaucoup dont l'excellente constitution peut résister aux fatigues de grossesses nombreuses et rapprochés; mais il faut reconnaître aussi, qu'une infinité d'autres, moins heureuses sous ce rapport, laissent leur santé dans cette dure épreuve; et l'on conçoit aisément, que la matrice en subisse les premiers effets morbides, puisque c'est en elle que se passe tout le travail de la conception, et les douloureux efforts de l'accouchement.

c. Dans l'état actuel de la société, où la recherche de l'indépendance et du bien-être matériel, stigmatise tous les actes de la vie, il n'est pas rare de voir des personnes fixer, en se mariant, avec plus de résolution peut-être, qu'elles n'en apportent aux clauses du contrat qui les unit, le nombre d'enfants qu'elles désirent avoir. Pour ne le point dépasser, elles prennent dans la suite, aux dépens des quiétudes et des douceurs conjugales, les précautions les mieux combinées. Il s'ensuit nécessairement, que le congrès sexuel n'est pas complet, que la fièvre amoureuse n'a pas sa crise naturelle, et que la congestion active dont la matrice est le siége, n'ayant pas sa détente régulière, persiste et devient, dans certains cas, l'occasion, le principe d'un engorgement chronique.

d. Dans les mêmes conjonctures, il arrive fréquemment aussi, que des germes ovariques sont déposés dans la cavité utérine; mais, comme ils n'ont pas été soumis à l'action fécondante du pollen humain, ils ne tardent pas à être expulsés sous forme de caillots ou de fausses membranes, avec le sang des règles, qui se présentent alors plus abondantes que de coutume.

Dans quelques circonstances, ces germes prennent un accroissement plus ou moins considérable, traversent plusieurs époques menstruelles, accompagnés de l'ensemble des signes propres à simuler une grossesse. Enfin, après un temps variable de séjour dans la matrice, leur émission s'opère avec tous les accidents des fausses couches ; et c'est seulement alors qu'on reconnaît leur véritable nature. Personne ne croira sans doute, que de tels faits puissent se reproduire toujours impunément ? Pour mon compte, j'ai la parfaite conviction que cette cause, qui étend aujourd'hui ses racines dans toutes les classes de la société, est une des plus fécondes en fâcheux résultats : il n'est pas un médecin se livrant à l'étude particulière des maladies des femmes, qui n'ait eu maintes fois, l'occasion de faire cette remarque.

e. Les mêmes observations s'appliquent à toute espèce de pratiques ayant pour but d'empêcher la fécondation d'avoir lieu dans les rapports conjugaux, et l'on comprend bien, que la raison du danger serait plus puissante encore, si, pour arriver à ce résultat, on avait recours à des moyens capables de provoquer et d'entretenir une irritation locale.

f. Que dirons-nous maintenant, des imprévoyances inqualifiables et sans nombre, que commettent les jeunes femmes pendant leurs époques périodiques? Les unes, montant à cheval, s'exercent de manière à s'exposer à des pertes; d'autres, entraînées par l'amour de la danse, passent leurs nuits au bal, au mépris des mêmes accidents; il en est même, qui, pour des raisons diverses, souvent futiles, ne craignent pas de provoquer une suppression, sans songer que l'inflammation de la matrice en peut être le prix, et qu'elles peuvent y laisser leur vie!

g. Que dirons-nous aussi, de ces fausses couches si fréquentes, que la mauvaise direction des femmes enceintes, semble multiplier à plaisir? Ici, c'est une jeune épouse sans expérience, ne comprenant pas encore assez les devoirs sacrés de sa position, et que le plaisir emporte dans toutes sortes d'imprudences!... Là, c'en est une autre que la coquetterie entraîne, et qui, oubliant le germe qu'elle porte dans son sein, étreint sa taille pour en conserver toute l'élégance, pendant les premiers mois de sa grossesse! Ailleurs, vous en voyez qui, par un attentat horrible, provoquent, avec un sang-froid qui révolte la nature, les conséquences que les premières déplorent comme suite de leur ignorance ou de leur légèreté! Evidemment il est impossible d'exciter de pareils désordres dans les organes générateurs, sans les exposer à des réactions funestes. Aussi n'est-il pas douteux pour moi, que les avortements et leurs causes provocatrices, ne soient des occasions fréquentes de maladies de matrice.

h. Parmi les actes irréfléchis que commettent journellement les jeunes femmes, il faut compter aussi, les rapprochements sexuels à des époques trop voisines de leur accouchement, et avant leur rétablissement complet. Il y a là des dangers d'un ordre très-grave, surtout pour celles qui ne nourrissent pas. Il arrive en effet fréquemment, qu'ils amènent une congestion hémorragique de la matrice : on cite dans le monde, une jeune dame de grande distinction, qui a été victime de cette imprudence. En général, ces pratiques les exposent à rester sujettes à des pertes.

i. J'en dirai autant de la cohabitation pendant la durée de la période menstruelle : non-seulement la pudeur semble la repousser comme un acte de brutalité offensante; mais encore, elle peut occasionner tous les accidents que j'ai signalés dans le précédent paragraphe.

j. Enfin, j'adresserai le même reproche à toutes les jeunes femmes qui ne connaissent de bornes à leurs plaisirs, que la satiété et la lassitude, qui se livrent avec une sorte de fanatisme au magique et dangereux entraînement de leur imagination, et qui épuisent ainsi leur santé par les abus et les excès de toute nature. Certes, je ne suis pas un de ces vieillards chagrins et jaloux des jouissances de la jeunesse, qui ont toujours sur les lèvres, l'éloge du bon vieux temps; je pense, au contraire, que la moralité sociale vaut mieux, à certains égards, aujourd'hui qu'à bien d'autres époques de notre histoire, et surtout de l'ancienne Grèce et de l'ancienne Rome; mais aussi, quelle différence dans la constitution des femmes! Alors on s'occupait bien plus que de nos jours, de les préparer au rôle pénible de la maternité; on avait en vue pour elles, la force et la santé; habiles et souples dans tous les exercices du corps, qui faisaient partie de leur éducation, elles s'endurcissaient contre les fatigues de la vie.

k. Si j'ai blâmé l'excessif abandon avec lequel les jeunes femmes se jettent dans les plaisirs du monde, surtout pendant leur grossesse et aux époques du flux cataménial, je blâmerai de même l'excès contraire. Il y a des dangers tout aussi positifs dans une vie trop sédentaire et retirée; dans les affections morales tristes, si communes à la suite des mariages mal assortis, dont un froid calcul a été l'unique mobile. Dans ces dernières circonstances, qui s'accroissent en raison de l'égoïsme social, il arrive trop souvent, que la femme, délaissée et retenue à ses devoirs par des principes honorables, subit le plus cruel comme le plus injuste châtiment des vues ambitieuses de sa famille. En effet, une teinte mélancolique se répand sur sa physionomie et assombrit ses pensées; naguère elle brillait dans le monde de tout l'éclat de la jeunesse et du bonheur; maintenant, c'est en vain que le plaisir la convie, elle dévore dans la retraite, ses regrets et ses chagrins; on voit sa santé s'altérer, et toutes ses fonctions tomber dans une langueur extrême. Les organes sexuels dont les besoins se produisent avec énergie, et que de pudiques instincts la condamnent à comprimer, étouffer et taire, sont souvent les premiers à donner des signes d'altération : la menstruation se dérange, quelquefois ses époques se rapprochent, ou leur durée se prolonge de façon à laisser peu d'intervalle entre elles, ou bien le sang des règles vient en moindre quantité et plus clair; des fleurs blanches abondantes se manifestent, et diverses sortes de maladies menacent d'envahir la matrice.

l. La constipation, compagne fort ordinaire des femmes de la société des grandes villes, et qu'elles doivent à leur mode d'existence, la nuit dans les fêtes, le jour dans le lit ou le boudoir, est aussi une des causes de la fréquence des maladies de matrice, dans l'état actuel de la civilisation. La constipation agit à cet effet, de deux manières : 1° par les efforts plus ou moins considérables qu'elle nécessite pour les évacuations alvines, et qui retentissent nécessairement sur la matrice; 2° par l'état d'échauffement fluxionnaire qu'elle entretient dans les organes du bassin.

ARTICLE IV.

De la mauvaise direction des femmes, pendant la grossesse et les couches.

J'ai examiné celles des causes de la fréquence toujours croissante des maladies de matrice, qui peuvent être considérées comme l'œuvre de leurs malheureuses victimes, ou le résultat de leur mauvaise organisation; il en est d'autres qui ne pèsent pas aussi directement sur leur nature ou sur leur conscience, et qu'on pourrait attribuer soit à l'état encore peu avancé de la science sur cette matière, soit à l'ignorance ou l'incurie des médecins; peut-être même ceux-ci ne sont-ils pas entièrement innocents des fautes que j'ai rejetées sur la société. N'auraient-ils point, en effet, négligé l'influence qu'ils peuvent exercer dans les familles pour les éclairer sur les dangers auxquels elles s'exposent étourdiment, et pour diriger les jeunes femmes dans des voies plus en rapport avec les besoins réels de leur sexe? N'aurait-on pas, enfin, le droit de leur demander l'emploi qu'ils ont fait de la plus belle partie de leur art, et dont ils sont comptables envers l'humanité, celle qui a pour but le développement et la conservation de la santé?

Voyons les circonstances dans lesquelles les médecins ou la médecine sont plus particulièrement en défaut.

J'ai été consulté par un grand nombre de jeunes femmes, pour des déplacements plus ou moins considérables de la matrice, avec ou sans altération de son tissu. Dans la plupart des cas, je dois le dire, il a été évident pour moi, qu'une mauvaise direction pendant et après leurs couches, en avait été la raison principale. Ces accidents sont très-communs chez les personnes lymphatiques, dont les tissus manquent de ressort et d'énergie, ou, comme on le dit vulgairement, dont les ligaments sont faibles. L'accoucheur ne tient pas assez compte de cette disposition si ordinaire aujourd'hui, et il est peut-être trop convaincu d'avoir accompli sa mission, lorsqu'il a donné le jour à l'enfant, pour accorder à la mère toute la sollicitude qu'exige sa situation; qu'arrive-t-il alors? les unes se lèvent trop peu de temps après leur accouchement, et la matrice encore molle, pesante, volumineuse et mal affermie dans sa position, cède peu à peu, sous le poids des organes abdominaux qui tombent plus ou moins lourdement sur elle, et diverses sortes de déplacements en sont la conséquence.

D'autres provoquent les mêmes résultats, soit en obéissant à de sots préjugés, soit en se rendant à de funestes conseils : elles se compriment le ventre assez fortement avec une large ceinture, afin d'effacer sa proéminence et de forcer la matrice à revenir à ses dimensions naturelles!... Les malheureuses ne savent pas qu'elles refoulent ainsi, les entrailles sur cet organe, et qu'en réalité, cette pratique ignorante les expose à la plus pénible des in-

firmités ! L'habitude de reprendre le corset trop
tôt après la délivrance, n'est pas moins pernicieuse : on comprend aisément, qu'il doit en
résulter les mêmes inconvénients.

Sous l'influence de ces différentes conditions,
il se manifeste dans le bas-ventre et sur le fondement, un sentiment de gêne et de pesanteur,
avec des envies plus fréquentes d'uriner. Au
lit, les malades souffrent généralement peu ;
mais veulent-elles marcher, bientôt elles sont
arrêtées par des douleurs et des tiraillements
dans les reins, les aines et les cuisses, et par
des défaillances d'estomac. A ces accidents se
joignent assez souvent, ceux qui résultent du
dérangement de la menstruation ou des phlegmasies utérines. La santé générale en éprouve
à la longue, des atteintes plus ou moins profondes, et à leur tour, des accidents nerveux
de différentes espèces, en sont fréquemment
la suite.

Il est impossible de fixer d'une manière absolue, le temps où les femmes peuvent quitter
le lit et reprendre leurs habitudes, après leurs
couches. Il est clair qu'il doit varier suivant
leur tempérament, leurs forces et les épiphénomènes qui peuvent survenir. Généralement,
celles qui nourrissent y sont plus tôt préparées ;

ce qui tient à des circonstances que nous apprécierons en leur temps.

C'est ici le lieu de blâmer, de flétrir même, ces officieuses démarches de quelques personnes qui entourent habituellement le lit des accouchées, et qui, sous divers prétextes d'encouragement ou d'intérêt, les exhortent étourdiment à s'affranchir des recommandations du médecin. Voyez, leur dit-on, les femmes de la campagne! elles *ne s'écoutent pas*, elles quittent leur lit au bout de quelques jours, cela a suffi pour les rétablir, et chez elles, les maladies de matrice sont aussi rares qu'elles sont communes dans les villes, où l'on s'environne de tous les soins!... Cette argumentation, qui repose sur une vérité de fait, n'est qu'un sophisme : oui, les campagnardes se lèvent généralement plus tôt, et sont beaucoup moins sujettes aux affections utérines, que les habitantes de nos villes ; mais cette différence tient à leur constitution, et non à leur méthode.... Ces imprudents, ces déplorables conseils ont déjà jeté bien des crêpes dans les familles : malheur aux femmes délicates qui auraient la faiblesse d'y céder!...

L'utilité consacrée par l'expérience des siècles, d'une ou de plusieurs petites saignées pendant le cours de la plupart des grossesses, est considérée aujourd'hui, par la grande majorité des médecins, comme une tradition barbare et absurde; aussi, y a-t-on presque généralement renoncé. Pour mon compte, j'ai l'intime conviction que, si cette pratique ne convient pas toujours, et ne doit pas être routinièrement conservée, elle trouve une application extrêmement utile dans une foule de cas, et que fort souvent, indépendamment des effets salutaires qu'en retirent immédiatement la mère et l'enfant, elle sert efficacement aussi, à prévenir les accidents de couches, et en particulier, les pertes et les inflammations de matrice. Je soigne actuellement deux dames, chez lesquelles les maladies de cet organe me paraissent n'avoir eu d'autre cause que la négligence de ces sortes de saignées tempestives. Toutes deux, parfaitement rétablies de deux premières couches, m'ont présenté, à la suite d'un troisième accouchement, tous les accidents des congestions utérines actives; toutes deux s'étaient, durant leur dernière grossesse, refusées à l'émission de sang qui leur avait été sagement pratiquée dans les précédentes.

Je vois aussi avec un véritable regret, se

perdre complétement l'habitude de donner quelques doux purgatifs aux accouchées, pendant leur convalescence. Ce moyen, d'ailleurs tout à fait inoffensif, me semble devoir être d'autant plus utile, que dans notre société moderne, les femmes renoncent assez généralement, à allaiter leurs enfants, et qu'alors, une légère révulsion sécrétoire sur le canal digestif, ne peut être que fort salutaire quelques jours après les sueurs abondantes de la fièvre de lait. Il est évident, toutefois, que s'il existe quelque circonstance particulière qui s'oppose à l'usage des purgatifs, c'est au médecin à en apprécier la valeur.

ARTICLE V.

Conséquences du défaut d'allaitement maternel.

Il règne entre les divers organes destinés à la reproduction, une sympathie qui les lie si étroitement ensemble, qu'il est facile de comprendre l'utilité pour eux, de la succession naturelle et sans lacune de leurs rôles respectifs, et qu'il ne peut être indifférent que l'allaitement, terme régulier de leur action, manque à l'œuvre qui leur est dévolue. L'accomplissement de cette tâche, n'est donc pas seulement une question de haute moralité sociale; elle est aussi, dans une infinité d'occasions, une question de santé. C'est sous ce dernier point de vue que j'en traiterai ici.

Ce serait une erreur de croire que les mères qui méconnaissent un devoir aussi sacré, ou que des raisons graves mettent dans l'impossibilité de le remplir, en sont toujours quittes pour les légers inconvénients d'une fièvre de lait; des affections sérieuses en sont, au contraire, les suites assez communes; il sera bien facile de s'en rendre compte, si l'on veut réfléchir à la révulsion puissante que la sécrétion du lait opère sur la circulation générale, et plus particulièrement sur la circulation utérine.

La succession est une loi immuable et irrésistible, qui domine tous les phénomènes de l'existence : les individus, les familles, les sociétés, les mondes se succèdent, rien ne peut être distrait de cette éternelle dynastie, sans laquelle il n'y aurait ni temps, ni existences, ni actions, ni durée ! C'est que le repos est nécessaire à tout ce qui dure et agit : ainsi les générations passées dorment dans la tombe, quand les générations présentes continuent la vie, comme un relais sur la route de l'éternité.... Eh bien, dans les phénomènes de la vie animale, cette grande loi de la succession exerce aussi son souverain empire; elle en coordonne les phases, elle en marque les temps, et, pour ne la considérer que dans ses rapports avec l'objet qui nous occupe, elle commande ainsi l'acte de la reproduction : *désir, accouplement, conception, gestation, parturition, sécrétion du lait et allaitement.* De quel droit et par quelle audacieuse témérité nous refuserions-nous au dernier de ses vœux ? Nul doute que cet attentat n'excite une puissante réaction, et que les organes sexuels ne se présentent les premiers en but à sa vengeance. En effet, après la gestation et l'accouchement, la matrice affaiblie, lourde, relâchée par la dilatation excessive qu'elle a subie, par la circulation supplémentaire dont elle a été le foyer, par ses secousses et ses efforts, a besoin de repos pour réparer ses fatigues; le sang alors s'exile de cet organe, et la lactation, ce dernier temps de l'œuvre de la reproduction, concentre sur les seins l'excédant de vitalité qui naguère s'écoulait par les voies utérines. Dès ce moment, la matrice entre dans un état passif; plus de congestions sanguines, plus d'irritation, plus de flux menstruel ; étrangère aux phénomènes de la vie active pendant plusieurs mois, elle se délasse dans une douce quiétude, dans une sorte de sommeil régénérateur, et se remet peu à peu des fatigues, des souffrances du rôle laborieux qu'elle vient de remplir. Quand alors elle se réveille, quand la menstruation la rappelle en scène, elle y reparaît pleine de vigueur et d'énergie ! Qui oserait nier ici le but de la nature, dont l'admirable et profonde sagesse prévoit tout et pourvoit à tout ? N'est-il pas évident que cette sympathie de deux organes, cette succession d'activité entre eux, cette action de celui de l'allaitement qui attire à lui tout ce qui pourrait être un embarras, une gêne, une fatigue pour celui de la conception, n'est autre chose qu'une loi de prévoyance et de sollicitude ; qu'un moyen de donner à celui des deux qui vient de se livrer à un long et pénible travail, un repos si nécessaire à sa réhabilitation ?... Voilà ce qui se passe quand l'acte de la reproduction s'accomplit régulièrement dans toutes ses phases.

Mais, si la mère ne nourrit pas, elle ne tarde point à payer à la nature, le tribut qu'elle impose à quiconque enfreint ses lois : non-seulement une sorte d'insurrection fébrile porte

immédiatement le trouble dans toute l'économie, pour y rétablir l'équilibre rompu ; mais il
s'opère une contre-révulsion, dont l'organe
qui vient d'accomplir une si rude mission,
supporte encore une grande partie des effets.
Alors, l'utérus pendant bien longtemps, reste
le siége d'une fluxion sanguine, contre laquelle
son tissu ne réagit que faiblement ; les lochies
sont plus considérables, leur écoulement plus
long ; le retour des menstrues trouve la matrice encore fatiguée et souffrante, elle se gonfle à leur réapparition, ses vaisseaux se laissent pénétrer et distendre par une plus grande
quantité de sang.

Dans cette conjoncture, chez les unes, les règles reviennent plus abondantes et à des époques
excessivement rapprochées ; et l'on conçoit combien ces pertes doivent appauvrir la santé.
Chez d'autres, l'abondance des fleurs blanches
produit le même résultat ; il en est enfin, chez
lesquelles l'écoulement menstruel ne s'arrête
pas dans l'intervalle des époques cataméniales,
ou reparaît au plus léger effort, au moindre exercice, etc., etc. La matrice reste donc habituellement congestionnée, elle a en quelque sorte
perdu son ressort vital, sa force de réaction ;
aussi arrive-t-il que ses parois s'engorgent,

qu'elle parvient difficilement à se soustraire aux causes de maladies qui l'assiégent de toutes parts, et que les soins les plus éclairés restent souvent impuissants à les combattre.

Ces quelques mots suffiront, j'espère, à faire comprendre toute l'importance de l'allaitement maternel, et tout ce que, s'en abstenir, peut comporter de causes provocatrices d'affections organo-génitales. Ils serviront aussi, avec plusieurs autres raisons, à expliquer pourquoi ces maladies sont moins communes en Allemagne, en Angleterre, et surtout dans nos campagnes, où la presque totalité des mères a religieusement gardé la sainte habitude de nourrir.

Est-il nécessaire d'ajouter que chez les animaux livrés aux purs instincts de la nature, et qui, par conséquent, allaitent eux-mêmes leurs petits, les maladies des voies utérines sont inconnues? Nous seuls, en vertu de notre prétendue raison, avons osé substituer l'arbitraire de notre code aux ordres conservateurs du grand Maître; nous seuls aussi, au milieu d'un cortége de mille maux, avons connu les affections de matrice !

Que la nature appauvrie par notre état social, dépouillée par la civilisation, de la plupart

de ses libertés, ne doive être secondée quelquefois, nous nous garderons de le dire ; l'art et la
science doivent alors lui tendre la main ; mais
rarement, ils peuvent en prendre la place ; partout elle se pose en modèle ; loin de l'écarter,
c'est vers sa perfection qu'il faut s'élever sans
cesse ; c'est à en favoriser les développements
qu'il faut s'appliquer de tout son pouvoir : où
irions-nous, hélas ! avec une tendance contraire ?...

CHAPITRE II.

Du diagnostic des maladies de matrice.

La première chose que le médecin ait à faire, lorsqu'il arrive près d'une personne qui réclame ses soins, c'est évidemment, d'étudier le tempérament de son malade, et de s'attacher à reconnaître les lésions dont il est affecté, ainsi que les circonstances qui ont pu les provoquer ; l'exactitude du diagnostic résulte de l'ensemble et de la précision des diverses connaissances qu'il recueille dans cet examen. Là est la clef de l'art de guérir ; et on sent que le praticien ne saurait apporter une attention trop scrupuleuse dans cette première partie de son ministère ; car ici, un faux pas pourrait avoir des conséquences irréparables.

Un médecin qui exerce, qui médicamente, avant d'avoir établi un inventaire positif et complet (qu'on me passe l'expression) de la situation de son malheureux patient, ressemble tout à fait à un général qui, au moment de livrer un combat, n'aurait que des notions vagues, inexactes, sur l'esprit, la force et l'organisation militaire de son ennemi, et qui ne tiendrait aucun compte de la nature et des accidents du terrain qui doit être le théâtre de l'action. Voyons donc, quels sont les écueils du diagnostic et les moyens de les éviter.

ARTICLE PREMIER.

De quelques erreurs de diagnostic, fort communes dans la pratique.

Tandis que, toutes proportions gardées, les cas d'affections utérines sont, de nos jours, incontestablement plus fréquents qu'à aucune autre époque; un fait digne de remarque, c'est que jamais les femmes n'ont été plus attentives sur ce qu'elles éprouvent. Dominées par la peur de ces maladies, le plus léger symptôme les émeut, et tel accident qui certes, ne les eût point occupées autrefois, devient aujourd'hui le sujet d'une consultation sérieuse. Assurément, je suis loin de blâmer leur sollicitude et la raison pleine de sagesse qui les porte à confier leurs inquiétudes à un homme de l'art; toujours il est préférable d'être éclairé sur sa situation, que de gémir dans une pénible et dangereuse incertitude; mais sont-elles toujours assez heureuses pour s'adresser à des médecins probes et habiles dans cette spécialité?... Il convient d'examiner si la témérité ou l'ignorance de quelques praticiens n'ont pas, en plus d'une occasion, fait une réalité du fantôme, et si les femmes timorées qui cherchaient près d'eux un sauveur, n'ont pas quitté l'écueil pour l'abîme.

Il est certain pour moi, que les maladies de matrice sortent du domaine commun, et exigent une étude particulière. Ma pratique m'a fourni déjà un assez grand nombre de faits, desquels il résulte que des médecins, d'ailleurs fort instruits et honorables, peuvent, non-seulement se tromper sur le véritable caractère des affections utérines; mais en déclarer l'existence chez des personnes qui ne présentent, en dernière analyse, que quelques symptômes insignifiants ou imaginaires, quelquefois même entièrement étrangers aux maladies des organes sexuels.

J'ai été appelé à donner mon avis sur la situation de la femme de M. C..., maire d'une grande ville de province. Depuis trois mois, cette dame était soumise au traitement le plus sévère des lésions graves de matrice. Son médecin, d'ailleurs fort capable, lui avait donné une consultation qui annonçait des désordres sérieux. Après un examen scrupuleux et réitéré, j'acquis la conviction que cet organe était sain, et qu'une affection chlorotique était la source des divers accidents dont se plaignait la malade. M. le docteur Récamier, que je priai de l'examiner, ayant partagé mon opinion, nous conseillâmes un régime tout à fait opposé à celui qui avait été suivi, et madame C... eut bientôt à s'en applaudir.

Une jeune dame d'une constitution délicate et nerveuse, veuve depuis plusieurs années, m'adressa, il y a quelque temps, un mémoire à consulter, dans lequel on remarque les passages suivants :

« A vingt-cinq ans, rongée d'inquiétudes, de chagrins, et épuisée par d'incessantes émotions, ma santé s'altéra profondément. Je ne digérais plus ; mes règles s'étaient presque totalement arrêtées. Je vins à Paris, j'y consultai M. le docteur B..., qui, me traitant pour une gastrite, m'accabla de sangsues et de laitage. Ce régime me fit beaucoup plus de mal que de bien ; je revins chez moi, et me réconfortant un peu, je me trouvai mieux. Cependant je souffrais toujours ; je digérais mal ; j'avais une faiblesse extrême et des fleurs blanches abondantes. Je vis M. V...; il me dit qu'il me croyait une maladie de matrice, et après son examen, que je me résignai à subir, il me déclara que j'avais au col de cet organe, un peu d'engorgement et une tache rouge qu'il fallait cautériser. La cautérisation eut lieu à cinq reprises différentes, c'est-à-dire, une fois après chacune des cinq époques menstruelles qui suivirent son exploration. Je gardai le lit ou la chaise longue pendant neuf mois, prenant un bain par jour, et me laissant faire une petite saignée toutes les six semaines environ; après ce temps, je souffrais véritablement de la matrice, ce qui n'existait pas lors du premier examen de M. V...; car je fus fort étonnée, quand il m'apprit que cette partie était malade.

» Ennuyée de mon état, je revins à Paris et m'adressai à M. Velpeau, qui me rassura complétement, en m'affirmant que mon plus grand mal était un sang excessivement pauvre, et que ma faiblesse était cause de l'absence presque entière de mes règles. Il m'ordonna un régime contraire à celui que m'avait prescrit M. V... Après un retard de vingt jours et une petite perte qui en fut la suite, mes douleurs de matrice revinrent, et je consultai M. Bretonneau,

de Tours. Ce médecin me toucha attentivement, et me dit que ce que j'éprouvais, n'é-
tait absolument que nerveux. Depuis cet
instant, et ayant pris confiance dans les
paroles de M. Bretonneau, je n'ai plus souffert de ces vilaines douleurs qui m'inquié-
taient tant; mais j'ai conservé ma mauvaise
santé, etc. »

Pour mon compte, j'ai l'intime conviction
que cette dame n'a jamais eu la matrice plus
malade que les autres organes, excepté peut-
être, à la suite des cautérisations qu'elle a
subies, et que la véritable cause du dérangement de sa santé, n'est autre que l'appauvrissement du sang et l'énervation de toute l'économie.

ARTICLE II.

Erreurs auxquelles les affections du col peuvent donner lieu.

Le col de la matrice, par la nature de son
organisation, et par ses rapports fréquents
avec les corps étrangers, est fort sujet comme
le gland, les lèvres, etc., à un certain nombre d'affections éphémères, qui peuvent se produire et disparaître plusieurs fois dans le cours
de la vie, sans jamais provoquer d'accidents

sérieux, si, comme cela arrive le plus souvent, elles passent sans qu'on s'en occupe, aucun signe n'ayant révélé leur existence'; mais que le hasard ou une investigation provoquée par quelque vague inquiétude, les fasse découvrir; elles deviennent alors, des occasions trop communes d'abus fâcheux pour que je ne les signale pas ici.

Il arrive, par exemple, qu'une femme se plaint de quelques irrégularités dans sa menstruation, de quelques chaleurs ou de prurit incommode dans les organes sexuels, de fleurs blanches inaccoutumées et, si elle en avait déjà, d'un écoulement plus considérable ou plus coloré que d'habitude. Son imagination, frappée de la fréquence des maladies de matrice, ne tarde pas à lui représenter des tourments dont elle se croit menacée, peut-être même atteinte déjà; elle confie ses inquiétudes à son médecin qui l'examine avec soin. D'abord le toucher ne lui apprend rien; mais avec le spéculum, il trouve par hasard, une tache, une phlyctène, un aphthe, une ulcération ou toute autre chose semblable; et l'ignorance où il est souvent lui-même, du véritable caractère de ces affections, de leur fréquence et de leur innocuité, le fait croire à l'existence d'un mal qu'il s'estime assez heureux d'avoir découvert à son début. Vite! il en faut arrêter les progrès ; sa conscience lui suggère des conseils graves ; le repos absolu est indispensable, le traitement ne saurait être trop sévère!... et la pauvre victime dont le cas ne demandait pas même qu'on s'en occupât, passe les jours, les nuits, à déplorer son avenir, à gémir sur une chimère ; heureuse encore quand un traitement de plusieurs mois, ne vient pas compromettre réellement sa santé, et quelque cautérisation imprudente provoquer une véritable maladie de matrice!

Voilà cependant ce que peut, et où conduit une erreur de diagnostic, et j'affirme que cela arrive très-communément ; car, s'il est vrai de dire que l'accroissement reconnu dans la fréquence des maladies de l'utérus, a frappé le public d'une sorte de terreur qui lui fait voir des dangers partout, il est également évident, que les médecins eux-mêmes partagent un peu cette panique, et se préoccupent peut-être trop de la gravité de beaucoup d'affections de cet organe.

Je pourrais citer ici un bon nombre de faits de la nature de celui que je viens de présenter d'une manière générale ; les deux suivants suffiront à les résumer tous, et à faire comprendre ma pensée.

Deux dames, l'une de Bar, l'autre d'Orléans, vinrent à Paris à des époques différentes, afin d'y consulter l'une de nos grandes célébrités médicales, sur des accidents qui paraissaient avoir leur point de départ dans la matrice. Ce médecin, professeur de la faculté, les visita avec soin, et reconnut au toucher et au spéculum, des ulcérations manifestes sur le col de cet organe. Il conseilla, entre autres moyens, une légère cautérisation avec la pierre infernale.

Quelques jours après la consultation pour chacune d'elles, je fus appelé pour pratiquer l'opération et suivre le traitement. Je disposai tout en conséquence, et je plaçai le spéculum pour porter le caustique sur les parties malades. — Quel ne fut pas mon étonnement, lorsque, apercevant le col, je le trouvai parfaitement sain ? Toutes deux m'offrirent le phénomène de l'entière disparition des lésions !.... Certes, je suis bien convaincu que les ulcérations existaient lors de l'exploration du médecin qui les avait signalées, son haut savoir et son extrême probité ne laissent aucun doute à cet égard; mais quelques jours et des soins de propreté, avaient suffi pour effacer ces affections éphémères, et c'est ainsi qu'il en est le plus souvent, quand on ne les tourmente pas par les agents cautérétiques.

Une autre dame de Paris, que je savais être soignée, depuis longtemps déjà, par un chirurgien auquel l'opinion publique accorde certain renom pour le traitement des maladies de matrice, me pria de l'examiner et de lui donner mon avis. Je trouvai sur les lèvres du museau de tanche, deux petites ulcérations assez profondes, à surface grenue, à bords rouges, irrités et saignant très-facilement. Le reste du col et le corps de la matrice étaient dans l'état naturel. Je conseillai à la malade de suspendre les cautérisations, de faire quelques injections astringentes et siccatives, et de reprendre peu à peu ses habitudes : trois semaines après, elle était guérie !...

On n'a pas oublié l'extrait d'un mémoire à consulter, que j'ai rapporté plus haut : « Je n'avais jamais eu une douleur de matrice, » écrivait la jeune dame qui y faisait l'histoire de sa santé; « après cinq cautérisations par lesquelles on prétendit me guérir d'un mal que j'étais loin de soupçonner, je souffrais véritablement de cette partie !... »

On le voit, il est de la plus grande nécessité

d'établir avec précision le diagnostic des différentes affections du col utérin, de bien distinguer leur véritable caractère, et surtout, d'apprécier leur importance ; car, s'il en est qui n'exigent que des soins de propreté, il en est aussi qui méritent toute l'attention du médecin. Une courte explication suffira pour faire connaître la nature de chacune d'elles.

Contusions. — Les lèvres du museau de tanche, présentent quelquefois, à la suite de l'introduction d'un corps étranger, ou des rapprochements conjugaux, des taches rouges, livides, bleuâtres, qui résultent évidemment du froissement des parties, de la diffusion du sang, et dans lesquelles il est toujours facile de distinguer les caractères de l'ecchymose.

Erythèmes.—D'autres fois, après l'époque menstruelle, des excès vénériens ou des affections syphilitiques, souvent même sans cause saisissable, on rencontre sur le col de la matrice, des petites taches vasculaires, étoilées, arrondies ou irrégulières, ou bien des petites élevures très-superficielles. Deux fois, j'ai vu toute la surface du col empreinte d'un rouge vif, sorte de phlegmasie érysipélateuse qui se prolongeait de toutes parts sur les parois du vagin, sous forme de bandes séparées par des espaces parfaitement sains : on eût cru voir une couleur appliquée au pinceau.

Aphthes. — Dans d'autres circonstances, on trouve sur un fond érythémateux, quelques petites phlyctènes qui se flétrissent et disparaissent promptement, ou laissent après elles, une sorte de vésication passagère.

Ulcérations. — Enfin, il arrive que de véritables ulcérations se font remarquer sur le col de la matrice. C'est ici surtout, qu'il est utile d'établir des différences. Lorsqu'elles sont très-superficielles, que leur surface est lisse et rosée, ou granuleuse et rougeâtre; qu'elles ne sont accompagnées d'aucune douleur aiguë ou lancinante; qu'elles reposent sur des parties saines; on peut être assuré que, comme les autres affections que nous venons de passer en revue, elles sont d'une nature bénigne; que leur durée sera courte; qu'enfin, leur guérison, si elle n'est spontanée, s'opérera du moins sous l'influence de quelques remèdes simples.

Mais il n'en est pas de même d'un certain nombre d'ulcérations du col qui ont un caractère évidemment rongeant et cancéreux : elles sont de deux espèces bien distinctes.

A. La première est : *l'ulcère cancéreux primitif*. Il n'est accompagné ni d'engorgement ni d'endurcissement du col, et il affecte le plus communément la lèvre postérieure du museau de tanche. Il est assez profond; les bords sont rouges, inégaux, durs, renversés; la surface est recouverte d'une couche pultacée grisâtre, assez semblable à ce qu'on remarque dans la pourriture d'hôpital; cette couche se détache peu à peu, et se reproduit incessamment: c'est ainsi que l'ulcère s'étend aux parties voisines. Sa marche, bien que lente, n'en arrive pas moins à une destruction mortelle. Cet ulcère est ordinairement accompagné d'une douleur profonde et rongeante, et quelquefois, d'une chaleur incommode, prurigineuse, qui invite impérieusement à la copulation.

B. Dans la seconde espèce, l'ulcère repose sur des parties squirreuses. Dans ce cas, le col se présente endurci, bosselé et volumineux. L'ulcère, qui échancre plus ou moins le museau de tanche, est alors remarquable par ses bords rouges, tendus, calleux, saignants; son fond est tantôt grisâtre, tantôt, et le plus souvent, fongueux et recouvert de végétations saignantes. Les douleurs sont plus vives, plus aiguës, plus lancinantes que dans l'espèce précédente, et la santé est plus profondément altérée.

Indépendamment des diverses ulcérations que je viens de signaler, le col est encore sujet aux polypes, aux excroissances et aux végétations de différentes natures, qui peuvent être et ont été maintes fois l'occasion d'erreurs fâcheuses qu'il est nécessaire de faire connaître. Voici un exemple : lorsque, pour combattre une descente de matrice, on applique un pessaire à cuvette ou à bilboquet à jour, il arrive ordinairement, après qu'il a passé quelques mois dans les organes sexuels, que le col utérin se déforme de la manière la plus bizarre; d'abord il s'allonge en pointe, dans l'orifice extérieur du pessaire; de sorte qu'il acquiert, avec le temps, jusqu'à deux ou trois pouces de longueur, au point de paraître entre les grandes lèvres. D'autre part, il envoie latéralement dans les interstices de l'instrument, des exubérances qui, une fois sorties, se champignonnent en sens divers dans le vagin, de façon que, si l'on vient à retirer le pessaire, on trouve le col, non-seulement allongé sous forme polypeuse, mais encore, recouvert d'excroissances irrégulières qui, au premier coup d'œil, peuvent être prises pour des productions morbides. Une chose bien remarquable, c'est que peu à peu, toute cette germination s'affaisse, et que le col reprend sa forme naturelle ! On conçoit quel danger il y aurait à méconnaître cette circonstance, et confondre cet état avec certaines tumeurs qui nécessitent indispensablement une opération chirurgicale.

ARTICLE III.

Erreurs qui peuvent résulter de diverses sortes de déplacements de la matrice.

Puisque nous en sommes sur le compte des erreurs que le défaut d'habitude rend si communes dans le diagnostic et le traitement des maladies utérines, je dois en signaler une beaucoup plus fréquente encore, et dont les conséquences sont également pitoyables. Je veux parler de la facilité avec laquelle on confond certains états de la matrice, qui réclament cependant des soins tout à fait différents.

Lorsque, par exemple, cet organe est plus ou moins complétement renversé en avant, en arrière, ou sur les côtés, et qu'on est appelé à donner son avis sur les accidents divers qui peuvent résulter de ce genre de déplacement, si l'on n'a pas le toucher fort exercé, on se trompe très-souvent sur la véritable nature de la maladie. Voici ce qui arrive : les doigts introduits dans le vagin, et dirigés du côté sur lequel la matrice s'est inclinée, y rencontrent nécessairement le corps de cet organe, formant une saillie résistante et arrondie, qui repose, plus ou moins lourdement, sur les parties environnantes, et que tout d'abord, on est porté à considérer comme une tumeur, comme un engorgement de ses parois ; on se défend d'autant moins, de cette méprise, qu'en effet ces deux états présentent au toucher de très-insidieuses analogies, et que d'ailleurs, on les trouve assez souvent réunis. Cette erreur est certainement une des plus communes, et pour mon compte, j'en ai vu de nombreux exemples.

Tout récemment encore, la femme d'un notaire m'en a offert un des plus remarquables. Depuis deux ans, à la suite d'une couche, cette jeune dame éprouvait des pesanteurs dans le bassin et sur le fondement ; quand elle voulait marcher, elle ressentait une lassitude qui frappait ses jambes d'impuissance ; faisait-elle quelques efforts pour la surmonter, des douleurs sourdes dans les reins et le bas-ventre, se propageant dans les cuisses et les aines, la forçaient bientôt à y renoncer ; elle ne pouvait se redresser complétement sans souffrir beaucoup ; ses règles étaient trop abondantes, et accompagnées de coliques utérines très-vives. Plusieurs autres symptômes encore, se réunissaient pour compléter le paradigme d'une affection organique grave de matrice : ce fut en effet, le diagnostic que porta le médecin de cette dame. Il lui prescrivit en conséquence, un repos absolu, un régime sévère, et pratiqua de fréquentes petites saignées. Ce traitement fut observé pendant *neuf mois,* avec une patience et une résignation admirables ; après ce temps, rien n'était changé dans la position de la malade; la faiblesse s'était accrue, et par cette raison peut-être, les souffrances étaient moins supportables; c'est alors que je fus consulté.

Je reconnus que la matrice était absolument renversée, que son corps qui se présentait le premier au toucher, s'appuyait, partie sur le fondement, et partie à gauche de cet organe, dans la cavité du sacrum; que son col qu'il était plus difficile d'atteindre, était en quelque sorte caché derrière et à droite du bas-fond de la vessie. Du reste, la matrice était parfaitement saine, mobile et facile à redresser. Il est évident, dans ce cas, que le corps de l'organe utérin, avait été pris pour une tumeur, ou un engorgement développé dans son tissu, et que le traitement conseillé n'était rien moins que convenable.

Dans d'autres circonstances, l'erreur inverse peut être commise; cela n'a pas besoin d'explication ; toutefois, je la crois infiniment plus rare, par la raison fort simple, qu'on se préoccupe beaucoup plus aujourd'hui, des engorgements de la matrice que de ses déplacements, et qu'en général, l'esprit de l'observateur se laisse bien plutôt entraîner par une idée qui a un cours de vogue dans la pratique, que par celle qui n'est encore que très-mal établie dans la science.

L'étude particulière et suivie, que j'ai faite de ces divers états capables d'en imposer aux médecins peu expérimentés dans la matière, m'a fait connaître une série de faits très-concluants, et des moyens dont l'emploi judicieux doit rendre pour tous, les erreurs presque impossibles.

Lorsqu'on est consulté pour des accidents qui paraissent avoir leur source dans les organes de la génération, et qu'on a recours au toucher, pour se rendre un compte exact de leur situation; il convient d'abord, d'explorer le col de la matrice; d'étudier sa forme, son volume, sa consistance, sa sensibilité et l'état de sa surface. De cette manière, on reconnaît immédiatement, s'il est sain ou malade. Il faut ensuite s'assurer de sa position, et ici, deux choses peuvent se présenter.

1° Si le col de la matrice est libre et fortement incliné en avant, en arrière, ou sur l'un des côtés ; il y a certitude d'un déplacement total de l'organe. Il faut donc s'attendre à trouver le corps utérin renversé vers le point apposé à l'inclinaison du col, et éviter de prendre la saillie anormale qu'il y présente, pour une extumescence morbide quelconque. Nous verrons plus loin les autres moyens de distinction.

2° Si au contraire, le col de la matrice s'offre dans sa situation naturelle, il y a de grandes probabilités qu'il n'existe aucun déplacement ; cependant encore, il faut se tenir sur ses gardes ; les exemples du contraire ne sont pas rares. Voici ce qu'on observe assez souvent : le corps de la matrice se recourbe dans le sens de sa longueur, en avant ou en arrière (*anté- ou rétro-flexion*), de façon que son axe, au lieu d'être perpendiculaire, forme avec celui du col, un angle plus ou moins ouvert ; alors, il y a courbure ou déplacement partiel de l'organe, et c'est dans ce cas surtout, que les erreurs dont nous parlions plus haut, sont faciles.

Lorsqu'en effet, on porte les doigts pour explorer le corps utérin; on rencontre bientôt, sur un point de sa circonférence, la partie renversée formant une saillie ferme et arrondie, que naturellement, on est d'autant plus disposé à considérer comme résultat d'un engorgement, qu'elle est en dehors de la ligne axuelle du reste de l'organe. Voici, dans cette circonstance, quels sont les moyens d'établir un diagnostic certain.

1° Lorsqu'on porte le doigt du côté opposé à celui où on a rencontré le corps utérin, on trouve un vide inaccoutumé, et on peut suivre jusqu'à un certain point, la convexité que produit la courbure de l'organe.

2° En déprimant la paroi abdominale avec la main gauche que l'on porte profondément dans le bassin, on saisit très-facilement la matrice entre les deux mains, et on juge ainsi, d'une manière assez exacte, sa forme et son volume. Ce moyen d'exploration convient à la plupart des maladies de matrice, et ne présente de véritables difficultés que chez les femmes fortement chargées d'embonpoint.

3° L'appréciation du poids de l'organe est encore, pour un médecin exercé, chose praticable et fort importante.

4.º Le doigt introduit dans le fondement, jusqu'au-dessus de la matrice, reconnaît parfaitement bien aussi, son volume et sa courbure ; c'est un moyen de diagnostic qu'il ne faut jamais négliger.

5º Lorsque la matrice n'a contracté aucune adhérence avec les parties voisines, il est ordinairement facile de la redresser de manière à faire disparaître la saillie qu'elle forme par son inflexion, et à retablir les parties dans leur situation naturelle.

6º Le battement des artères utérines ne présente pas, dans le cas de simple déplacement, le caractère de force et de fréquence qu'on est accoutumé à rencontrer dans les cas d'engorgements inflammatoires ou congestionnels.

7º La chaleur des parties, les douleurs que les femmes accusent, lorsqu'on porte les doigts sur les différents points de la matrice, sont des indices qu'il ne faut pas rejeter, sans, toutefois, leur accorder trop de confiance ; la sensibilité des malades et l'état de leur moral rendent ces signes extrêmement variables et douteux.

L'appréciation des symptômes fonctionnels, réunie à ces divers moyens d'exploration physique, ne doit laisser aucun doute dans l'esprit de l'observateur. Après un examen conduit de cette sorte, avec attention et patience, on sera toujours en mesure de prononcer avec certitude, entre le déplacement et l'engorgement de la matrice; et, dans le cas de coïncidence de ces deux états, il sera toujours possible d'établir à peu près le degré de l'un et de l'autre.

Dans le cas de renversement partiel de la matrice, dont il vient d'être question, j'ai vu, deux fois, le col de cet organe présenter un gonflement passif, moitié sanguin, moitié œdémateux, qui avait été pris pour un engorgement inflammatoire, et traité sans succès par les antiphlogistiques. L'application d'un instrument propre à opérer le redressement de la matrice, a suffi pour le faire disparaître en quelques jours.

Nous ne devons pas passer sous silence, les erreurs graves et quelquefois funestes, dont les descentes de matrice peuvent être et sont si souvent le sujet. L'abaissement de l'utérus est très-certainement, le mode d'affection qui s'est multiplié le plus remarquablement, sous l'influence des causes que nous avons énoncées dans le premier chapitre. Aussi est-ce, à n'en pouvoir douter, une des plus fréquentes comme des plus pénibles infirmités que les femmes aient à redouter aujourd'hui.

Le prolapsus de la matrice présente très-évidemment, trois degrés différents qu'on a eu raison de distinguer.

Dans le premier degré, cet organe se rapproche plus ou moins, du détroit inférieur du bassin, sans perdre bien notablement sa direction naturelle, en sorte que son col repose sur la paroi postérieure du vagin qui en oblitère proportionnellement l'orifice. Cet état peut exister, sans trop d'incommodité chez la plupart des personnes qui le présentent, et ce n'est guère, que quand elles se tiennent long-temps debout, qu'elles se livrent à un exercice plus qu'ordinaire, ou à quelques efforts, qu'elles ressentent une gêne, une pesanteur douloureuse dans le bassin et sur le fondement, des tiraillements pénibles dans les lombes, le bas-ventre, les reins, etc. Un des effets les plus graves de ce premier degré, est la stérilité qu'il entraîne presque toujours à sa suite, et je le signale avec d'autant plus d'empressement, qu'il est ordinairement facile d'y remédier.

Dans le deuxième degré, le déplacement est beaucoup plus considérable. La matrice a pris une direction *parallèle* à celle du détroit inférieur du bassin, en sorte que le museau de tanche se présente au dehors, entre les grandes lèvres. Dans ce cas, comme dans le précédent, l'organe utérin remplit plus ou moins complétement la cavité du vagin dans laquelle il est descendu; ou bien, et c'est ce qui arrive le plus ordinairement, ce canal, dilaté et frappé de relâchement, se deplace lui-même, de façon que ses parois forment un certain nombre de replis annulaires mollasses, se présentant en avant du col de la matrice qui les refoule au dehors. On comprend aisément, tous les inconvénients et toutes les souffrances qui peuvent résulter d'un pareil état; il ne serait d'aucune utilité que je les exposasse ici, ni même ceux qui accompagnent le troisième degré, dans lequel la matrice est absolument sortie et pend entre les cuisses.

Rien ne semble devoir être plus facile que de reconnaître les descentes de matrice, et en effet, sans avoir recours à l'appréciation des accidents qu'elles provoquent, il suffit ordinairement de la plus simple exploration des parties sexuelles, pour savoir immédiatement, à quoi s'en tenir à cet égard; mais ce qu'il importe le plus d'établir, et ce dont, en général, on ne s'occupe pas assez, c'est de savoir si la descente est le résultat pur et simple d'un relâchement des parois vaginales et des ligaments suspenseurs de la matrice, ou bien, si elle n'a pas été provoquée par le poids extraordinaire que cet organe peut avoir acquis par l'engorgement de son parenchyme. Là est le point difficultueux, la véritable source de fautes trop communes, et sur lesquelles je veux particulièrement appeler l'attention.

Par exemple, une dame consulte son médecin sur quelques incommodités qu'il reconnaît appartenir à une descente de matrice; l'exploration des parties le confirme dans cette opinion; il place un pessaire, sorte de tuteur destiné à relever et à maintenir l'organe dans sa position naturelle. Tout est à merveille jusque-là, si la matrice n'est pas malade; mais si, au contraire, son déplacement est l'effet de l'engorgement de son tissu, des accidents plus ou moins graves ne tardent pas à résulter de la présence d'un corps étranger; bientôt la malade se plaint de souffrir davantage; on l'exhorte à la patience, en lui faisant espérer que, les parties ayant pris l'habitude de ce contact nouveau pour elles, tout disparaîtra, jusqu'à la moindre incommodité!... Toutefois, il n'en est pas ainsi; l'inflammation pendant ce temps, se développe, la fièvre s'allume, le pessaire devient insupportable; et quand enfin, on se décide à le retirer, on reconnaît toute l'étendue des désordres qu'il a occasionnés.

Et qu'on n'aille pas croire que je crée à plaisir, des erreurs imaginaires, pour en tracer les funestes conséquences; j'en ai, pour mon compte, été témoin dans plus d'une circonstance, et je proclame que le nombre en est considérable. Il faut dire, cependant, que les accidents qui résultent de l'usage intempestif du pessaire, disparaissent le plus souvent, avec la cause qui les provoque. Mais, qu'on sache bien, qu'il n'en est pas toujours ainsi : j'ai assisté dans ses derniers moments, une dame qui a succombé à la suite d'une inflammation de bas-ventre (métro-péritonite), qui n'avait pas eu d'autre cause. Et j'en sais une autre dont l'existence est actuellement menacée par un vaste abcès du bassin, lequel s'est développé par suite de l'application intempestive d'un pessaire.

Le premier degré des descentes utérines, donne lieu à un autre genre de méprises, moins pernicieuses sans doute, mais qu'il n'est pas moins utile de faire connaître : il arrive que les pesanteurs, les tiraillements douloureux, les fleurs blanches et quelques irrégularités dans la menstruation, accompagnement obligé du prolapsus de matrice, font croire à un commencement d'inflammation chronique de cet organe; le toucher lui-même peut encore dans cette circonstance, donner un faux témoignage, et en imposer aux médecins peu expérimentés. On le comprendra aisément, si l'on se rappelle que, dans le premier temps de sa descente, la matrice conserve d'ordinaire sa direction naturelle, et qu'alors, son fond qui se trouve, par suite de son abaissement, incliné en avant, se présente de prime abord, aux doigts de l'observateur inattentif, avec toutes les apparences d'un engorgement de ses parois. Il est clair que, si l'on s'en tient à ces indications de première vue, on soumettra la malade à un traitement tout à fait contraire à celui qui lui convient. Il y a environ deux ans, que je vis un cas analogue fort remarquable.

Une jeune dame de Blois, après huit mois d'un repos absolu au lit, et d'un traitement antiphlogistique, qui n'avait opéré dans son état aucune espèce de changement, se décida à faire le voyage de Paris, et vint me consulter. Sa santé générale était parfaite; mais il lui était impossible de faire le moindre effort, la plus petite promenade, ou même, de rester debout pendant quelques minutes, sans éprouver une grande pesanteur dans le bassin et sur le fondement, des tiraillements douloureux dans les lombes, les aines et le bas-ventre ; ses jambes étaient brisées, elle n'éprouvait de soulagement, qu'en inclinant le haut du corps en avant, et ne se trouvait vraiment bien que couchée ; enfin, elle avait quelque peu de fleurs blanches ; sa menstruation était régulière.

Par le toucher et le spéculum, j'acquis bientôt la certitude que la matrice était parfaitement saine ; mais qu'elle était descendue très-bas, dans la cavité du vagin, en conservant à peu près, sa direction naturelle, de telle sorte qu'en portant le doigt explorateur dans le canal, on rencontrait presque aussitôt, en avant et en haut, le corps de l'utérus, et en bas, le col appuyé sur la paroi du vagin, qui répond à l'espace périnéal.

La matrice étant sans nulle adhérence dans cette position vicieuse, je ne balançai pas à la relever, et à placer en même temps, un instrument particulier destiné à la remettre et à la soutenir dans sa position normale. Le même jour, la malade put marcher un peu, et quelques jours plus tard, elle le faisait assez librement, pour avoir presque entièrement oublié l'instrument et ses incommodités. Je conseillai un traitement local et général, propre à fortifier la santé, et à rendre du ton aux parties relâchées. Je fis appliquer une ceinture pour relever les entrailles et les empêcher de peser sur la matrice; on eut soin d'entretenir le ventre libre; enfin, après quelques mois de soins, la malade put quitter l'instrument sans inconvénient, observant toutefois, à ma recommandation, de le remplacer pour quelque temps encore, par une petite éponge préparée, qu'elle introduisait le matin avant de se lever, et qu'elle retirait le soir en se couchant.

ARTICLE IV.

Quelques autres considérations sur le diagnostic, et les différentes causes des déplacements de matrice.

Pour terminer ce que j'avais à dire des déplacements de la matrice, j'ajouterai quelques réflexions sur les causes qui les rendent si communs à notre époque, afin de faire ressortir tout l'intérêt qu'il y a de les bien distinguer, et de faire connaître les principales circonstances qui doivent servir de base à leur traitement.

Suspendue, mobile dans le bassin, entre la vessie et le rectum, la matrice est fixée dans cette situation, par le vagin, au moyen de ses adhérences avec les parties qui l'avoisinent; par quelques replis du péritoine; enfin, par les ligaments sus-pubiens et utéro-sacrés, sortes de cordons charnus, généralement très-faibles et fort extensibles. L'utérus pèse donc naturellement de tout son poids sur ces diverses parties, et cette circonstance remarquable, dans laquelle se trouve le problème des causes et du mécanisme de ses déplacements, explique parfaitement bien, comment les constitutions molles et délicates y sont prédisposées, comment aussi, les grossesses en favorisent le développement, en imprimant aux organes suspenseurs, une distension excessive qui énerve leur ressort.

Ainsi, tous les événements de la vie qui auront pour résultat, la débilité et l'atonie générale de la constitution; tout ce qui sera de nature à apporter du relâchement dans le système génital; tout ce qui aura pour effet temporaire ou permanent, instantané ou progressif, de précipiter la matrice sur les liens qui la soutiennent ; en un mot, tout ce qui tendra à détruire l'équilibre de poids et de résistance, qui existe dans l'organisation de cet appareil, devra être considéré comme raison efficiente de déplacement.

Quelques exemples propres à résumer les faits que j'ai recueillis sur cette partie de la pathologie utérine, feront mieux comprendre ce qu'il y a d'important à apprécier, pour le praticien, dans l'étude de ces causes et la diversité de leur action.

A. Ici, c'est une femme dans les conditions communes de santé, chez laquelle une violence, un coup, une chute a produit tout à coup, un déplacement plus ou moins complet, et dont les effets se sont fait sentir immédiatement. J'ai été consulté pour une jeune personne qui est tombée violemment de cheval il y a quelques années, et chez laquelle il existe un abaissement et une antéversion tels de la matrice, que depuis cette époque, elle marche avec une peine extrême, et que des besoins sans cesse renaissants d'uriner, tourmentent au dernier point. J'en ai soigné et guéri une autre qui me fut envoyée d'Orléans, et qui se trouvait dans une position semblable, à la suite d'une chute dans une cave.

B. Là, c'en est une autre chez laquelle les ouvertures sont naturellement larges , les ligaments faibles , les parties relâchées ; et qui après une ou deux grossesses , et par le fait même de sa structure , éprouve les inconvénients d'une descente, qu'il eût peut-être été possible de prévenir par des soins appropriés à sa nature. C'est surtout dans les cas de cette espèce, que la chute du vagin paraît avoir souvent précédé et entraîné celle de la matrice.

C. Ailleurs, vous voyez une jeune femme d'une constitution délicate et précoce dans son développement, qui a été mariée avant l'entière maturité de ses organes; et qui vient de traverser plus ou moins heureusement, les labeurs d'une première grossesse et de l'accouchement. Sa famille n'a pu consentir à lui laisser allaiter son enfant ; à ses yeux, cette dernière fatigue eût compromis son rétablissement !...

Après un temps de repos qui fut jugé suffisant, cette jeune dame essaya de revenir aux habitudes de la vie sociale ; d'abord , elle se trouva bien de ses premiers essais ; les encouragements qu'elle reçut, lui donnèrent de la confiance ; elle marchait, elle renaissait..... Mais peu à peu, de la gêne se manifesta dans

ses mouvements; des tiraillements, des douleurs sourdes et profondes s'éveillèrent dans le
bas-ventre et les reins; bientôt elle s'aperçut
que l'exercice lui devenait pénible, qu'il aug-
mentait ses souffrances, et qu'il provoquait des
fleurs blanches, ou un écoulement lochial plus
abondant; bientôt enfin, elle ne put trouver
de repos et de bien-être complet, que dans le
lit. C'est alors qu'elle consulta; et on reconnut qu'il existait un abaissement considérable
de la matrice; que cet organe, encore engorgé
et lourd, ne trouvait plus dans ses liens af-
faiblis par la grossesse, un appui capable de
résister au poids extraordinaire qu'il avait conservé !...

D. Voici une autre personne douée d'une
organisation plus forte, d'une santé meilleure,
et que de pareils accidents condamnent également au repos. Esclave de la mode et des
plaisirs, elle a cédé à l'une et s'est livrée aux
autres, sans réfléchir que le germe précieux
qu'elle portait dans son sein, pût souffrir de
la compression du corset, et des fatigues de la
vie mondaine !... La malheureuse ne prévoyait
pas qu'une fausse couche dût bientôt être le
prix de sa légèreté, et lui faire cruellement
déplorer son inexpérience !... Quelques jours

de repos se sont écoulés depuis son accident ; et déjà l'ennui lui a suggéré l'idée de se lever ; comme la crainte de compromettre sa taille, lui a fait reprendre le moule étroit qui doit en conserver la régularité. Voyez ce qui est résulté de cette suite d'imprudences.

La matrice, encore pénétrée de sang et gonflée, pèse sur des liens relâchés par la distension de la grossesse ; le corset ajoute à cette disposition, en refoulant les viscères abdominaux dans le bassin ; l'étreinte qu'il exerce sur le corps, et qui fait obstacle au retour du sang, contribue aussi au déplacement qui s'opère, en prolongeant la congestion utérine.

Toutefois, ces effets, d'abord peu appréciables, n'ont pu fixer l'attention de cette dame, qu'au moment où elle a voulu reprendre toutes ses habitudes ; alors seulement, elle a remarqué qu'elle éprouvait de la gêne, de la pesanteur, du malaise dans le bas-ventre, des tiraillements dans les reins ; elle a reconnu qu'elle se fatiguait au moindre exercice, et que la marche ainsi que les rapprochements sexuels, rappelaient quelque peu d'écoulement sanguin. Est-il nécessaire d'ajouter qu'à l'examen, on trouva une tuméfaction et une descente considérable de la matrice ?

E. Enfin, j'ai donné des soins à une dame chez laquelle les efforts réitérés et violents que nécessitait une constipation habituellement opiniâtre, paraissent avoir été la cause principale d'une chute de matrice ; et je ne doute pas qu'avec une certaine prédisposition organique, une toux forte et fréquente ne puisse devenir également l'occasion d'une pareille infirmité.

On le voit, dans la plupart des cas de déplacements utérins, le médecin retrouve toujours un ensemble de circonstances dont les effets réunis les favorisent et les provoquent. C'est d'une part, une débilité de constitution générale ou seulement locale, héréditaire ou acquise ; c'est un rélâchement morbide des organes suspenseurs. D'un autre côté, c'est le poids extraordinaire que la matrice acquiert lorsqu'elle est le siége de congestions et d'engorgements ; c'est l'imprudence que commettent beaucoup de jeunes femmes, de se lever trop tôt, pour elles, après leur accouchement ; c'est la funeste compression des ceintures et des corsets, qui refoule les entrailles dans le bassin, et qui entrave la circulation ; ce sont les efforts que nécessite la constipation, si commune aujourd'hui, en raison des habitudes oisives et sédentaires de la vie sociale, etc.

De ces causes différentes, que les praticiens ne sauraient trop distinguer et apprécier, résultent bien évidemment, des indications distinctes sur lesquelles nous reviendrons plus tard.

ARTICLE V.

De quelques erreurs assez communes dans le diagnostic des différentes espèces d'engorgements utérins.

Avant de terminer ce que j'avais à dire sur le diagnostic de quelques maladies utérines, je signalerai encore ici, deux états de la matrice parfaitement différents (fort communs, du reste, l'un et l'autre), et que l'on confond assez habituellement ensemble, dans la pratique : je veux parler des *phlegmasies chroniques* de l'utérus, et des *congestions permanentes* de cet organe. Dans ces deux cas, la matrice est tuméfiée, volumineuse; sa sensibilité est exaltée, et elle entretient de l'irritation et de la gêne par son poids et son volume, dans les parties qui l'avoisinent. Ordinairement aussi, il existe un sentiment douloureux, profond, qui, du bassin rayonne dans les lombes, les aines et les cuisses, et qui augmente plus ou moins, pendant la station debout, la marche et le coït. On conçoit que cette réunion similaire de symptômes, en impose, et rende l'erreur facile et commune; mais il y a quelques autres signes parfaitement propres à faire distinguer ces deux états, et cette distinction est d'autant plus importante à établir, que le traitement applicable à l'un, diffère essentiellement de celui qui convient à l'autre.

A. Dans l'inflammation chronique, la matrice se présente au toucher, généralement dure et douloureuse; sa surface n'est pas également développée; les battements des artères utérines sont moins larges que fréquents; le plus communément, il y a dysménorragie ou suppression complète des règles, qui sont remplacées par un écoulement leucorrhéique épais, quelquefois puriforme; les hémorragies sont rares; les symptômes sont continus et, en général, les femmes manifestent de l'éloignement pour les plaisirs sexuels. Il n'est pas rare de voir survenir des petits mouvements de fièvre, surtout aux époques menstruelles. Si le col utérin est le siége du mal, en l'examinant au spéculum, on le trouve ordinairement, d'une couleur pâle, blafarde et semée de quelques arborisations rosées.

B. Dans les congestions actives de la matrice, son tissu est également développé ; mais il est beaucoup moins ferme au toucher ; il cède à la pression, et souvent, on sent sous le doigt, un mouvement de crépitation d'un ordre à part, qui tient au déplacement du sang. Si c'est le col qui est plus particuliérement le siége du mal, on le trouve gonflé, d'un rouge intense ou brunâtre ; en le comprimant, on en fait sortir du sang comme d'une éponge. Les battements des artères utérines sont larges et forts ; les règles sont abondantes, quelquefois elles durent plusieurs mois sans interruption. Les hémorragies sont fréquentes, souvent très-considérables. Lorsqu'il y a des fleurs blanches, elles sont muqueuses et filantes, quelquefois mêlées de sang. Les malades éprouvent des chaleurs dans le vagin, une ardeur incommode dans les parties génitales, et parfois des désirs vénériens impérieux et réitérés. Quand il existe des douleurs, elles ont un caractère intermittent, reviennent à des intervalles plus ou moins distants, et semblent dépendre de la contraction du tissu utérin. Dans

quelques circonstances, les symptômes disparaissent à peu près complétement; mais ils
se reproduisent presque toujours à l'époque
des menstrues, avec une intensité variable.
A la longue, la santé générale s'altère, les
chairs deviennent bouffies, et les yeux sont
éteints.

Un exemple de la confusion des deux états
que je viens d'indiquer, s'offrit il y a quelques
années, dans la personne d'une jeune dame
que j'eus à soigner; cette erreur avait surtout
cela de remarquable, qu'elle fut commise par
les médecins du plus grand renom. La matrice, chez cette dame, avait acquis un volume énorme, vraiment comparable à la tête
d'un jeune enfant. Les règles étaient habituellement des hémorragies, qui jetaient la
malade dans une faiblesse extrême;... à chaque instant, les pertes se renouvelaient sous
l'influence des causes les plus légères ; une
pesanteur gênante et douloureuse, se faisait
sentir dans le bassin, les reins, les aines et
les cuisses, et rendait la marche presque impossible. La région lombaire était infiltrée, les
chairs étaient décolorées, jaunâtres, et les fonctions digestives dans le plus mauvais état, etc.

Cette situation durait depuis longtemps déjà,

et les accidents augmentaient de jour en jour, lorsque son médecin, justement alarmé et craignant de voir bientôt succomber la malade, prévint la famille de ses inquiétudes, et conseilla de la conduire à Paris pour y prendre l'avis des illustrations médicales. Cela fut fait, et dans la consultation, il fut généralement déclaré qu'il s'agissait d'une inflammation chronique de la matrice, passant à la dégénérescence cancéreuse, et que le pronostic était des plus graves.

Cependant je fus chargé à mon tour, de donner des conseils à la malade. Je ne tardai pas à avoir quelques doutes sur la valeur du diagnostic que j'avais d'abord adopté, plein d'une confiance légitime dans le mérite supérieur des hommes qui l'avaient établi. J'examinai donc avec soin; bientôt je reconnus que la matrice acquérait un développement considérable à l'époque menstruelle, et qu'elle s'affaissait après des pertes abondantes; rapprochant de ces circonstances, plusieurs points caractéristiques du diagnostic différentiel que j'ai exposé plus haut, je restai convaincu de la nature purement congestive de la maladie. Je dirigeai le traitement en vue de cette idée; et, au grand étonnement de tous, la malade, quelques mois plus tard, rentrait convalescente dans sa famille.

Il est encore un caractère propre aux congestions utérines, et qui les distingue des engorgements inflammatoires : c'est de disparaître quelquefois complétement, avec tous les accidents qu'elles amènent à leur suite, pendant plusieurs mois et même plusieurs années; puis de revenir, sans qu'il soit possible bien souvent, d'assigner une cause à leur retour.

Entre autres exemples de ce fait, je citerai madame B...., de Paris, à laquelle je donne actuellement des soins. Cette dame est d'une forte constitution, et d'un tempérament sanguin et lymphatique; ses menstrues avaient été régulières et modérées avant son mariage; mais peu de temps après, et probablement sous l'influence des rapprochements conjugaux, elle fut prise de pertes utérines, qui ne durèrent pas moins de six mois sans interruption, malgré des saignées souvent répétées, et les soins de son médecin; alors elle devint enceinte, et l'écoulement s'arrêta aussitôt. Au bout d'un mois, les règles ne reparaissant pas, et dans l'ignorance où l'on était de sa grossesse, on pratiqua une nouvelle émission de sang qui provoqua une fausse couche immédiate. Un peu plus tard, madame B.... devint enceinte de nouveau; elle eut une heureuse grossesse et mit au monde un bel enfant. Cependant, après son accouchement, elle eut des fleurs blanches, et jusqu'au septième mois, les périodes lunaires ne reparurent pas; mais alors, des pertes sanguines assez considérables se manifestèrent de nouveau, et elles existaient déjà depuis trois mois, lorsque je fus consulté. Madame B.... se plaignait alors, de picotements incommodes dans toutes les parties du corps, de pesanteur dans les organes sexuels, et de sourdes souffrances dans le bas-ventre. Au toucher, la matrice se présentait fort abaissée et remarquablement volumineuse dans toutes ses parties; la compression du col et même du corps de cet organe, déterminait aussitôt un suintement sanguin, etc.

Je proscrivis sans hésiter les saignées, les boissons et le régime débilitants qui faisaient alors la base de son traitement, bien convaincu que l'appauvrissement du sang qui en était la conséquence, pouvait entretenir indéfiniment l'état congestionnel et hémorragique de la matrice. Je conseillai, au contraire, un régime sec, composé de viandes rôties ou grillées, et de vin de Bordeaux; je fis prendre quelques pastilles de cachou et du seigle ergoté; je prescrivis les injections froides avec une décoction de roses de Provins, coupée d'un peu de vin. Après quinze jours de ce traitement, la malade était guérie, toute espèce d'écoulement avait cessé; la matrice avait, d'elle-même, repris sa place et à peu près son volume normal.

Le mois suivant, les menstrues revinrent, et leur écoulement se passa de la manière la plus régulière. Trois périodes consécutives et naturelles nous avaient donné la certitude d'un parfait rétablissement; mais à la quatrième, madame B... ne vit absolument rien, et il n'y a pas d'autres raisons de croire à une grossesse. Je ne me suis pas assuré par le toucher, de l'état de la matrice : nous attendons.

Les faits de cette espèce abondent, je l'affirme; il est donc de la plus haute importance, de bien distinguer les deux états que je viens d'indiquer. Les congestions sanguines se convertissent facilement en phlegmasies, et on sait que celles-ci ont une singulière tendance à la dégénérescence.

On confond aussi très-fréquemment, l'engorgement squirreux ou cancéreux, avec les deux espèces sur lesquelles nous venons d'ap-

peler l'attention ; il est rare, cependant, qu'a-
vec de l'habitude et une rigoureuse appréciation des symptômes qui accompagnent ces maladies, on n'arrive à établir un diagnostic
parfaitement sûr. Dans cette troisième espèce,
en effet, la matrice présente à l'examen, des
caractères particuliers : elle est dure, bosse-
lée, inégale, pesante ; en général, la lésion est
plus circonscrite, moins diffuse, moins douloureuse à la pression. Le plus souvent, les affections
squirreuses ou cancéreuses de l'utérus, com-
mencent par le col et spécialement par la lèvre postérieure ; il se présente alors au spéculum, tendu, luisant, inégal, très-dur, quelquefois partiellement ramolli, pâle, décoloré,
ne donnant pas de sang par le toucher ; ou
bien, rouge, brunâtre, fongueux, et fournis-
sant à la pression, une humeur sanieuse,
semblable à celle qui s'écoule par le vagin.
Dans tous les cas, les hémorragies sont ordinairement fréquentes.

Ce n'est pas, il est vrai, lorsque la maladie
carcinomateuse est avancée, que le diagnosic
offre des incertitudes ; mais dans le moment où
l'engorgement simple passe à l'état de dégénérescence, il est très-difficile d'en saisir les
caractères : c'est alors, surtout, qu'il faut une

grande habitude. Toutefois, aussi longtemps qu'il reste du doute sur le véritable état de la maladie, le médecin doit déployer toutes les ressources qui sont à sa disposition, pour prévenir un résultat contre lequel, il a la triste conviction de son impuissance.

J'ai eu bien souvent, à me louer de cette manière de voir; et dernièrement encore, dans un cas de cette espèce, qui s'est offert à moi, chez une dame qui reçoit les soins habituels de l'honorable Dr Villars de Besançon, j'ai été témoin de toute la puissante efficacité des ressources de la médecine. Mais c'est alors, surtout, qu'il est de la plus grande urgence de frapper juste, avec vigueur et persévérance.

Il arrive aussi fort souvent, dans la pratique, qu'on confond les différents cas que je viens de signaler, avec les premiers temps de la grossesse, et réciproquement. Cependant, ces états peuvent être distingués sans trop d'efforts : dans la grossesse, il y a ordinairement suppression du flux cataménial; le toucher fait reconnaître un état particulier de mollesse et d'uniformité du corps utérin, qui d'ailleurs, est parfaitement indolent; enfin, un peu plus tard, on trouve le ballottement qui la caractérise d'une manière positive.

Ce serait grossir inutilement ce volume, que de rapporter ici d'autres faits pareils ; tout ce que je puis dire, c'est qu'ils sont nombreux dans la pratique, et qu'on ne saurait y apporter trop d'attention.

Je n'insisterai donc pas davantage, sur les erreurs dont le diagnostic des maladies de matrice, est susceptible ; je craindrais que mon travail ne prît un caractère de critique, dont la pensée est fort loin de mon esprit. Toutefois, j'ai cru devoir signaler les principales circonstances qui peuvent en imposer aux médecins, au risque d'éveiller des inquiétudes pénibles dans la société ; persuadé que je suis, qu'elles ne sauraient être, après tout, que salutaires, et qu'on me rendra la justice de croire, que mon seul but fut de servir les véritables intérêts de la science et de l'humanité.

CHAPITRE III.

Quelques observations sur les moyens d'exploration.

L'exploration directe de la matrice, la seule qui soit propre à lever toutes les incertitudes dans le diagnostic de ces maladies , se fait par le concours de deux sens, le toucher et la vue; les doigts, et l'œil au moyen du spéculum.

A. C'est une erreur grave, et trop généralement accréditée parmi les médecins, de croire qu'il y a des parties de la matrice hors de la portée du toucher, et tout à fait inaccessibles à leur examen. Pendant longtemps, j'ai partagé cette manière de voir, et j'ai compris combien elle laissait à désirer dans une foule de circonstances. Toutefois, je me hâte de dire, que cette lacune n'existe véritablement pas pour les hommes versés dans la pratique spéciale des affections utérines; l'habitude et l'exercice agrandissent peu à peu la portée de leur exploration, et ils arrivent bientôt, à des résultats tellement satisfaisants, que je puis affirmer, que quand cela est utile, je pénètre facilement jusqu'aux régions les plus éloignées de cet organe, bien que je n'aie pas les doigts remarquablement longs.

Dans les maladies du col de la matrice, tout le monde comprend combien l'exploration est facile, les doigts et l'œil plongent directement par le vagin, sur les parties affectées, rien ne peut leur échapper; mais, dans la plupart des affections du corps utérin, il est nécessaire, après avoir pratiqué le toucher ordinaire, de compléter l'examen par le rectum; on distingue bien plus exactement de cette manière, la forme, la consistance, les inégalités, le volume du fond de l'organe; les fautes, les erreurs si souvent commises dans le diagnostic, et que nous avons signalées précédemment, tiennent autant à la négligence presque absolue, ou à l'ignorance de cette pratique, qu'au défaut d'habitude dans la spécialité.

C'est également à tort, que presque tous les médecins ont adopté la fort mauvaise méthode de pratiquer le toucher exclusivement avec un seul doigt; tandis que bien souvent, il y a un avantage immense à en introduire deux : l'index et le médius. Non-seulement en opérant ainsi, le tact acquiert plus de précision, mais il s'exerce encore à une profondeur plus considérable.

J'ai entendu dire à un praticien distingué,
que, lorsqu'il se servait de deux doigts, son
toucher devenait confus et obscur; cette disposition lui est sans doute particulière, ou tient
au défaut d'habitude; car, pour mon compte,
je n'ai jamais rien remarqué de semblable. Ce
n'est que dans le cas où les deux doigts se
trouveraient croisés, que cela pourrait arriver
et se comprendre, en raison du mode particulier de distribution des nerfs à ces organes.

Voici en général, comment il faut procéder
à l'exploration des organes sexuels.

La malade doit être couchée sur un canapé
ou sur le bord d'un lit assez ferme, la tête modérément élevée, et le corps sur un plan incliné, de manière que le bassin en soit la partie déclive; les cuisses et les jambes écartées et
fléchies.

Le médecin se place à la droite de la malade, debout ou à genoux, suivant sa hauteur;
il enduit ses doigts jusqu'au poignet, d'un corps
gras; puis, il passe sa main dessus, et mieux encore dessous la cuisse droite, qu'il fait relever
en conséquence; il entr'ouvre légèrement les
grandes lèvres, et il introduit avec précaution,
ses deux doigts rapprochés, de sorte que l'in-
dicateur soit dirigé en avant, et l'autre en ar-

rière du vagin, qu'ils parcourent ainsi en s'assurant de son état; arrivés au col, les doigts s'écartent, le saisissent, et explorent avec soin sa situation, sa forme, son volume, sa surface, sa consistance, son ouverture, etc... Après cela, appuyant son coude sur le lit, afin de donner plus de force à ses mouvements, il avance la main, pousse et promène ses doigts sur les différents côtés de la matrice, en refoulant fortement sur elle, le cul de sac du vagin.

Lorsque pour donner un dernier degré de certitude à son exploration, le médecin veut atteindre les parties les plus éloignées, et que ses doigts ne lui semblent pas suffisamment longs; il déprime peu à peu, la paroi abdominale, avec la main gauche, qu'il dirige obliquement en bas, vers la cavité pelvienne, jusque sur la matrice; alors il refoule doucement cet organe sur sa main droite, de manière qu'il le saisit, pour ainsi dire, entre ses deux mains, de telle sorte qu'aucune de ses parties, ne peut échapper à l'examen le plus précis.

C'est en procédant de cette manière, qu'on distingue avec une exactitude parfaite, les véritables caractères du mal : dureté, bosselure, ramollissement, gonflement, etc. Il m'est ar-

rivé souvent, en explorant comme je viens de
l'indiquer, et surtout en touchant par le rectum, de faire joindre mes deux mains au-dessus de la matrice; j'ai rencontré fort peu de
personnes atteintes de maladies utérines, assez
grasses, pour que cette méthode ne soit pas praticable.

Lorsque l'examen n'a pour but que de constater une descente, et d'apprécier à quel point
la matrice est abaissée; il est indispensable de
toucher la malade debout, après l'avoir fait
marcher quelque temps. Dans la position horizontale, cet organe remonte toujours plus ou
moins, et on se tromperait infailliblement sur
le véritable degré de son déplacement, sans
cette précaution. Dans cette circonstance, le
toucher peut se pratiquer avec un seul doigt.

Chaque fois que j'ai eu à faire une exploration longue et douloureuse, et qu'il s'est agi
d'une personne nerveuse, très-irritable, j'ai
toujours eu à me louer de l'usage d'une pom-
made de concombres dans laquelle je fais in-
corporer une assez forte dose d'extrait de
belladone, et dont j'enduis préalablement le
vagin; je m'en sers aussi pour graisser mes
doigts et mes instruments. Dernièrement encore, je suis arrivé par ce moyen, à terminer

assez facilement, un examen qui avait été vainement essayé à plusieurs reprises, par différents médecins.

B. Quand on a obtenu tous les enseignements qu'on pouvait attendre du toucher, et qu'il reste encore dans l'esprit du praticien, quelques doutes à lever sur l'état du col et de son orifice; l'introduction du spéculum, en portant la vue sur ces diverses parties, donne au diagnostic, le dernier degré de précision et d'exactitude. C'est d'ailleurs, dans la plupart des cas, le complément indispensable d'une exploration attentive des organes sexuels.

Le *spéculum* est un cylindre métallique destiné à transmettre la lumière dans l'intérieur du vagin, jusqu'au col de la matrice, à explorer, par conséquent de l'œil, ces différentes parties, et à y porter les agents thérapeutiques, quand cela est nécessaire. On conçoit, par cette seule définition, tout ce qu'il y a de ressources dans cet instrument, et les avantages immenses qu'on peut en retirer; son usage est si généralement répandu aujourd'hui dans tous les pays, qu'il est parfaitement inutile d'en faire l'éloge, et de le défendre contre les attaques dont quelques abus qui en ont été faits, furent l'occasion.

Le spéculum de M. Récamier est un tube creux, en étain ou en argent, et dont le calibre variable doit être proportionné aux développements divers du vagin. Pour procéder à son introduction, il est utile d'employer un mandrin en buis ou en ébène, qui remplit exactement sa cavité, et qui se termine par une extrémité dont la forme conoïde en facilite l'entrée.

Mais, comme il arrive souvent, que le col de la matrice présente un gonflement assez considérable pour qu'il ne puisse pas s'engager dans le spéculum, et qu'alors l'examen laisse beaucoup à désirer; on a imaginé de composer le cylindre de plusieurs valves pouvant, au moyen d'un mécanisme quelconque, se développer à volonté, et donner par conséquent, à l'instrument, une capacité bien plus considérable. L'idée était heureuse, mais l'exécution n'a pas complétement répondu jusqu'alors aux désirs du praticien.

Voici ce qui arrive, lorsqu'on emploie le spéculum à deux ou quatre brisures : à mesure qu'on l'ouvre pour lui donner le développement nécessaire, les parois du vagin se précipitent dans l'intervalle que les valves laissent entre elles, et bientôt l'œil ne distingue plus que très-imparfaitement le col de la matrice ; d'un autre côté, lorsqu'on veut refermer l'instrument, pour le retirer, il arrive souvent, malgré toutes les précautions, que les membranes, engagées entre les valves, sont douloureusement pincées par leur rapprochement. Ces inconvénients ont ramené la plupart des médecins à l'instrument primitif de M. Récamier.

Il en est un cependant qui est à l'abri de cette critique, et dont la construction est plus heureuse, sans être parfaite ; il se compose de trois valves articulées dans toute leur longueur, à la manière des couvercles de tabatières, et qui, par un mécanisme très-simple de bascule, se développent suffisamment sans solution de continuité, et se referment d'elles-mêmes, en s'emboîtant l'une sur l'autre, par la seule pression des parties. Le côté faible de cet instrument, d'ailleurs préférable à tous ceux dont les brisures sont libres, c'est de s'ouvrir d'un même degré à ses deux bouts, et par conséquent, d'exercer sur les parties sexuelles extérieures, une distension inutile et fort douloureuse.

Quant à moi, je préfère encore le spéculum simple, à tous les autres ; mais je le fais modifier de telle sorte, que ses parois, beaucoup plus minces qu'ils ne le sont généralement, permettent de conserver à sa cavité un diamètre plus considérable, sans augmenter le volume de l'instrument.

L'exploration au spéculum, se pratique de deux manières différentes, suivant le but qu'on veut atteindre :

1° Lorsqu'on se propose d'examiner simplement le col de l'utérus ou les parois vaginales, et de constater l'état de ces parties ; on fait coucher la malade sur le côté, les cuisses rapprochées l'une de l'autre et fortement fléchies sur le ventre ; le médecin placé derrière la patiente, attire son siége le plus près possible du bord du lit ; il écarte alors autant qu'il le peut, les grandes lèvres, avec la main gauche ; puis il introduit doucement, le spéculum, après l'avoir préalablement réchauffé et enduit d'un corps gras : cette manière plus décente, et qui paraît toujours beaucoup moins désagréable aux femmes, peut suffire dans la plupart des cas.

2° Mais s'il s'agit d'une exploration plus détaillée, et surtout d'une opération, ou de l'introduction de quelques substances médicamenteuses, il faut de toute nécessité, donner à la malade, une autre position assez semblable à celle qui convient à l'opération de la taille : on fait dans ce cas, coucher la femme, en travers de son lit, ou sur une table garnie d'un matelas, le bassin très-rapproché de l'opérateur, en face d'un grand jour ; les jambes écartées, fléchies et les pieds appuyés de chaque côté sur une siége élevé ; ensuite le médecin procède comme il a été dit plus haut.

C'est aussi dans cette position, et après avoir placé un spéculum ordinaire, jusqu'au col de la matrice, qu'on introduit le spéculum *intra-uteri* dont il va être parlé.

Il m'est arrivé souvent, dans mes recherches sur les maladies utérines, de sentir combien il serait important dans certaines circonstances, de pouvoir porter l'œil jusque dans l'intérieur de la matrice elle-même, et ce besoin a dû être compris de tout le monde. J'ai fait faire pour cela, un spéculum particulier avec lequel on peut explorer facilement la cavité de cet organe, et qui m'a déjà servi dans quelques occasions, à y porter des substances médicamenteuses.

Voici un fait : une jeune dame de trente-six ans, était incommodée depuis longtemps déjà, par un écoulement séro-albumineux et quelquefois sanguinolent, qui se manifestait avec plus ou moins d'abondance, après chaque époque menstruelle, et qui durait d'habitude de huit à quinze jours. L'examen le plus attentif n'avait rien appris de bien clair sur la véritable cause de cet écoulement ; la matrice paraissait au spéculum et au toucher, dans l'état naturel ; les traitements les plus rationnels, et tout à la fois énergiques, avaient été employés tour à tour, et sans succès.

Je décidai la malade à subir un examen avec l'instrument dont il est question, et je ne tardai pas à reconnaître que la matrice après les règles, restait légèrement congestionnée, que sa cavité était d'un rouge violacé, et que ses parois étaient évidemment le siége d'une sub-inflammation phlegmorragique ; de toutes parts, il se faisait à son intérieur, un léger suintement assez semblable à celui qu'on voit sourdre à la surface de certains vésicatoires enflammés.

Fort de ces renseignements, je pris le parti de faire quelques injections directes, d'abord avec de l'eau d'amidon et de pavot, et plus tard, avec une décoction de noix de galle ; j'administrai en même temps, quelques grains de seigle ergoté en lavements, et j'appliquai de nombreuses ventouses sèches sur les reins et autour du bassin. Bientôt, nous eûmes la satisfaction de voir l'écoulement diminuer peu à peu, et après quelques mois de ce traitement, la malade était à peu près guérie.

J'ai employé dernièrement encore, la même médication, sur une personne qui depuis plus d'un an, avait une perte peu considérable à la vérité, mais continuelle, et qui avait été vainement traitée par toutes sortes de moyens. J'ai été assez heureux pour obtenir un succès aussi complet, en peu de temps.

Je suis parfaitement assuré qu'on peut tirer de ce *spéculum intra-uteri*, un parti fort avantageux, non-seulement pour le diagnostic des maladies de matrice, mais aussi pour leur traitement, dans une foule de circonstances; par exemple, dans les hémorragies rebelles ou foudroyantes, dans les cas de polypes, d'hydatides, d'ulcérations et de fleurs blanches utérines, etc.

Quand on veut pousser par ce moyen, des injections dans l'intérieur de la matrice, il faut le faire, dans les premiers temps surtout, avec beaucoup de soins et de ménagements;

j'ai remarqué plusieurs fois, qu'elles provo-
quaient chez quelques personnes, des douleurs assez vives, que l'on évite toujours, en
procédant avec les précautions convena-
bles.

Au nombre des moyens d'exploration de la
matrice, nous ne devons pas omettre la pression abdominale, dans la région hypogastri-
que et pelvienne; bien que les éclaircissements
diagnostiques qu'on en obtient, soient vagues et incertains, il ne faut cependant pas la
négliger. Chez les personnes maigres surtout,
ce serait une faute de ne pas y avoir recours;
car chez elles, on apprécie assez exactement
de cette manière, le volume de l'organe utérin,
son abaissement et ses déviations latérales. Du
reste, c'est à peu près le seul moyen de constater l'état des ovaires.

Avant de terminer ce chapitre, je dois ajouter que c'est ici plus que dans aucune autre circonstance, qu'on peut dire avec vérité, que les descriptions les plus exactes,
ne peuvent donner que les règles de la pratique, et qu'il n'y a que l'habitude et l'exercice qui apprennent à pratiquer. Il ne faut
pas oublier non plus, que ce n'est qu'à force
de voir et de faire, qu'on parvient, dans l'é-

tude spéciale des maladies de matrice, à une perfection d'examen qui seule peut donner au diagnostic, toute l'assurance et la précision désirables.

CHAPITRE IV.

Traitement rationnel des maladies de matrice.

ARTICLE PREMIER.

Quelques généralités.

La matrice est un organe tellement isolé par sa manière d'être et par la nature de ses fonctions ; elle forme avec ses dépendances , un appareil tellement à part dans l'économie humaine; qu'il semblerait, au permier coup d'œil, que le traitement de ses maladies dût se renfermer dans les limites restreintes et faciles d'une médication purement locale ; et cela paraît être en effet, l'avis de bien des médecins.

Mais lorsqu'on songe à l'espèce de vasselage réciproque, imposé à toutes les parties du corps ; à la solidarité qui les lie si étroitement; à la source commune de leur nutrition, qui imprime nécessairement à toutes, un cachet identique de constitution et de vitalité; lorsqu'on considère les modifications profondes, que tous les organes subissent sous l'influence

de certaines conditions hygiéniques ou thérapeutiques générales ; quand on pense à la distribution du système nerveux, à la disposition
de ses centres, qui réfléchissent les impressions de l'ensemble, et qui en généralisent les
effets ; lorsqu'on observe surtout, la puissante
action qu'exerce la matrice sur l'organisme
entier, à raison des nombreuses sympathies
qu'elle y rencontre ; l'énergie qu'elle commu-
nique aux passions, à la volonté ; et la réaction
de celle-ci sur le système sexuel ! il est de la
dernière évidence, que le traitement doit par-
tir d'un point de vue plus élevé.

En effet, dès qu'on étudie avec attention,
le développement des maladies chroniques, et
même des déplacements de matrice, il est facile de voir qu'en général, leur cause première
a son germe dans toute l'économie, et que la
prédisposition à les contracter, se révèle par
un état particulier de l'organisation. Cet état
sans être, comme le disait Brown, intermé-
diaire entre la santé et la maladie, n'en est
pas moins un vice constitutionnel d'organisation, ou héréditaire ou acquis.

Ce n'est pas cependant, qu'il ne puisse exister dans les organes sexuels, à l'exclusion de
tous les autres, une prédisposition spéciale de

débilité ou d'irritabilité, propre à favoriser le développement des diverses affections de matrice : nos anciens maîtres, bons et consciencieux observateurs, avaient parfaitement remarqué ces intempéries locales. Ils savaient très-bien que, dans ces cas, toutes les influences étrangères, tous les mouvements de l'économie elle-même, gravitaient, pesaient, retentissaient sur les parties ainsi tarées. Ils avaient fort bien vu que, quand un organe péchait par une débilité radicale, le défaut de réaction le laissait à la merci de toutes les influences morbides; et que dans le cas, au contraire, d'une excessive incitabilité, il devenait un foyer permanent d'irritation, en concentrant sur lui, un excès habituel de vitalité. Ces observations sont tellement faciles à vérifier, elles sont tellement populaires, et elles jettent une lumière si précieuse sur le traitement général des maladies, qu'il est vraiment inouï, qu'on en fasse si peu de cas dans la science moderne, et surtout, qu'on en tienne si peu de compte dans la pratique.

Il est donc pour moi, parfaitement évident, que le traitement des maladies de matrice, doit généralement comprendre deux indications distinctes : l'étude du tempérament et des dispositions spéciales de la constitution, qui ont pu provoquer ou favoriser leurs développements ; puis, la considération de l'état de l'organe malade. De là, par conséquent, deux sortes de médications, qui doivent toujours marcher de concert, dans les mêmes vues et vers le même but ; l'une, qui doit avoir pour objet, de modifier l'ensemble de l'organisme, de manière à le rendre favorable à la guérison ; l'autre, au moyen de laquelle, on se propose d'attaquer directement le mal, d'enrayer ses progrès, et de lui imprimer une marche rétrograde.

Avant toute chose, il faut que le médecin étudie le mal dans sa nature, qu'il en établisse le diagnostic d'une manière certaine. Il faut qu'il remonte à sa cause, qu'il pèse très-scrupuleusement le tempérament, la constitution, les habitudes, les circonstances de famille de la malade ; les observations qu'elle a pu faire elle-même, sur la marche, le développement de son mal, et l'influence que certains agents hygiéniques ou thérapeutiques exercent sur lui. Fort de tous ces renseignements, il combinera alors son attaque en conséquence, il associera les ressources qui lui paraîtront les plus appropriées aux diverses conjonctures, de de façon à leur faire produire mutualité de secours entre elles, et simultanéité d'action ; il suivra attentivement leurs effets, afin de les modifier s'il y a lieu : pour le médecin, c'est un siége, dont le succès dépend de l'à-propos et de l'ensemble des moyens d'attaque.

Il est dans l'esprit médical de notre époque, de chercher à généraliser les faits, de voir entre ceux d'une prétendue même nature, une identité qui tend à simplifier extrêmement la thérapeutique, et à la réduire à quelques lois générales de statistique ; malheureusement, cette similitude si incompatible avec les actes infiniment variés de la nature vivante, n'existe en réalité, que pour l'anatomiste, qui n'a sous les yeux, que le cadavre des maladies ; mais pour le médecin, c'est une chimère, c'est une déception, c'est un rêve creux, qui est la source de bien des fautes dans la pratique.

L'observation nous apprend, au contraire, tous les jours, qu'il y a autant de différences entre les personnes malades, qu'entre les personnes bien portantes, et que chaque maladie est une individualité qui peut bien avoir quelques traits de ressemblance avec une autre ; mais qui en diffère toujours, par des points essentiels. Aussi, avant d'aller plus loin, éprouvé-je le besoin de proclamer que c'est

une vaine prétention, que celle de vouloir tracer un traitement général applicable à tous les
cas d'une même catégorie, et qu'il faut tout
l'aveuglement de la passion, de l'ignorance ou
de la routine, pour ne pas reconnaître que la
nature ne se peut soumettre à de pareilles
lois.

Qu'on suppose, par exemple, dix personnes
atteintes d'engorgement chronique de la matrice, toutes soumises à un traitement absolument semblable ; après un certain temps d'expérience, il arrivera indubitablement, que
chez l'une, la maladie marchera franchement
vers la guérison ; que chez une autre, après
une amélioration légère, le mal restera station-
naire ; que chez une troisième, le traitement
demeurera sans effet aucun ; que chez une
quatrième, le mal continuera à faire d'effrayants
progrès, etc. ; et chez celles qui paraîtront
affectées dans le même sens, par les remèdes,
quelles variétés, quelles différences ne remar-
quera-t-on pas encore, dans la marche et dans
les épiphénomènes de la maladie ?... Il en est
de cela comme du rêve généreux de certains
philanthropes politiques, qui aspirent à l'égalité
des fortunes : il est clair que, le jour où une
pareille mesure aurait été prise, chacun userait

de ses richesses, selon son tempérament, ses habitudes, ses besoins; et le lendemain, les uns auraient conservé, d'autres acquis, d'autres enfin, tout perdu!...

Je le répète, rien n'est moins philosophique, moins logique, moins médical que ces ordonnances conçues et écrites à l'avance, qu'on débite à tout venant. C'est dans les maladies de matrice, plus que dans aucunes autres, que le médecin doit étudier avec soin, pour en tenir compte, la constitution, le tempérament, les habitudes, les conditions de famille des malades; il doit en tirer les inductions les plus importantes. C'est peut-être, dans la pratique, le cas qui demande le plus de pénétration et de finesse dans les observations, d'exactitude dans le jugement, de précision et de justesse dans les déductions, et de variété dans les ressources.

J'éprouve un véritable regret, que cette manière de voir, fondamentale pour moi, me mette directement en opposition avec une grande célébrité de notre époque, qui dans son zèle pour la science et son généreux dévouement à l'humanité, a cru pouvoir réduire le traitement des maladies de matrice, à certaines formules générales, qui lui ont valu une immense

vogue. Voici une de ces formules, que je trans-
cris d'un ouvrage moderne, avec d'autant plus
d'empressement, qu'elle paraît être devenue,
entre les mains de ce praticien distingué, une
sorte de panacée universelle ; car je connais
plusieurs dames auxquelles j'ai donné des
soins, qui, bien qu'affectées de maladies complétement différentes, n'en ont pas moins dû
subir la même charte médicale : il est vrai
qu'elles n'ont pas eu le courage d'en attendre
les bons effets, qui, comme on le sait, ne se
produisent pas toujours, selon les désirs impa-
tients des malades.

La formule dont nous parlons, comporte
une série de moyens propres à combattre les
engorgements utérins ; commençons donc par
la faire connaître ici, nous en apprécierons plus
tard la valeur.

ARTICLE II.

Traitement des engorgements phlegmasiques et congestionnels de la
matrice.

« 1° *Repos absolu* : Le repos sera gardé sur
une chaise longue, ou mieux un canapé sur lequel on portera la malade, pour éviter qu'elle
ne marche.

» 2° Une fois par jour, injections d'eau de guimauve presque froide; les injections seront prises couchée, le bassin soulevé par un oreiller, de manière à établir un bain local vers le col de l'utérus.

» 3° Tous les jours un lavement entier, simple, presque froid.

» 4° Deux fois par semaine, un bain entier, chaud et simple; y passer au moins deux heures; faire abstraction des bains de siége.

» 5° Tous les jours, trois heures après avoir mangé, une pilule contenant un grain de poudre de ciguë. Au bout de dix jours, on portera la dose à deux grains, puis successivement, à trois et à quatre; après quoi, on en cessera l'usage pendant quinze jours, pour recommencer de la même manière.

» 6° Pour tisane, une décoction de saponaire, édulcorée avec le sirop de gomme; au bout de quelque temps, on pourra la remplacer avantageusement, par la scabieuse.

» 7° Huit jours après les règles, faire au bras, une saignée révulsive, d'une palette, qu'on renouvellera au besoin.

» 8° Si la malade éprouve de vives douleurs, nonobstant la saignée prescrite, elle se trouvera bien de faire usage de lavements simples, avec cinq gouttes de laudanum et deux grains de camphre dissous dans un jaune d'œuf.

» 9° *Repos* absolu des organes malades.

» 10° *Régime* : Légumes et fruits bien mûrs ou cuits ; laitage, poisson et viandes blanches ; eau rougie, eau de Seltz ; s'abstenir de café, de liqueurs et de boissons excitantes ; diminuer l'alimentation d'un quart, puis d'un tiers, et arriver peu à peu, à la quantité suffisante pour soutenir l'existence !... »

Certes, voilà un traitement bien complet et bien rigoureux ; ses effets ne doivent pas tarder à se manifester dans toute l'économie, par l'appauvrissement des solides et des fluides, par la débilité de toutes les fonctions, et par la sidération des puissances réactives ; il est vrai que pour compensation, on a l'espérance de voir l'amaigrissement général étendre ses effets sur la partie malade, et amener peu à peu, la résolution de l'engorgement ; mais hâtons-nous de le dire, si cela a lieu quelquefois, le contraire arrive trop souvent aussi ; et dans ce cas, il faut bien qu'on le sache, la perte de la santé générale devient une occasion qui favorise singulièrement l'aggravation de l'affection locale. Ce n'est donc pas le traitement en

lui-même que nous critiquons; mais son application à tous les cas.

Nous allons, au reste, entrer dans quelques
détails, afin d'apprécier plus exactement, chacune des prescriptions essentielles de ce traitement; mais, pour ma part, je le répète à
regret, toute ma raison s'élève contre ces formules routinières, et je ne peux accorder aucune confiance à la médecine, quand elle tient
si peu compte des différences individuelles.

A. Du repos absolu du corps. — Nous
avons dit, combien il était commun, à notre
époque, de voir les jeunes femmes, peu de
temps après leur mariage, condamnées à passer des mois entiers sur un lit, sur un canapé ou sur une chaise longue, avec une ri-
gueur telle, qu'il ne leur est pas même accordé de mettre les pieds à terre, pour satisfaire les besoins les plus pressants de la nature !... Certes, il est des circonstances où
pareille sévérité est utile, indispensable même;
mais ici encore, je dois à ma conviction, de
déclarer qu'on fait un très-grand et très-cou-
pable abus de cette ressource, soit qu'on y ait
recours quand elle est inutile, soit qu'on la
prolonge au delà du besoin, soit enfin, qu'on
exige un repos absolu, alors qu'il ne devrait

être que modéré. C'est un moyen qui a acquis depuis quelque temps, un crédit démesuré dans la médecine, et qui semble avoir pris un certain caractère de mode, dans le public.

Et qu'on ne pense pas que ce soit seulement, en raison des privations affreuses, que ce repos impose aux malades, que j'en condamne l'abus; c'est bien plus encore, par la certitude que j'ai acquise, qu'il est souvent tout à fait contraire aux fins qu'on se propose, et qu'il porte quelquefois, des atteintes irréparables à la santé.

Dans les engorgements chroniques, soit congestionnels, soit inflammatoires, de la matrice, maladies si communes aujourd'hui, et pour lesquelles on insiste tout particulièrement, sur la nécessité du repos absolu, que prétend-on obtenir par ce moyen ? Evidemment, c'est de modérer les mouvements organiques dans la partie malade, et de favoriser la résorption résolutive. Voyons donc, si le repos absolu est ce qu'il y a de mieux pour atteindre ce but, dans tous les cas.

Les premiers effets du repos, ceux surtout, qu'il nous importe de signaler ici, sont d'appauvrir le sang et tous les organes, et de frapper d'inertie la plupart des fonctions : les digestions deviennent lentes et pénibles, il y a constipation plus ou moins opiniâtre ; toutes les sécrétions diminuent remarquablement, et l'exhalation de la peau surtout, qui opère habituellement une dépuration si salutaire, est presque complétement tarie ; les absorptions externes et intersticielles sont languissantes ; le cours du sang est ralenti, et la circulation capillaire parenchymateuse est surtout fort allanguie.

Or, dans ces effets bien constatés du repos, il en est qui sont bien évidemment contraires au but qu'on se propose : d'abord, la constipation concourt à entretenir de l'échauffement et de la congestion dans les organes sexuels ; ensuite la diminution des sécrétions et le ralentissement de la circulation capillaire, ajoutent encore à l'inertie des absorptions intersticielles, et par conséquent, contribuent à rendre plus lente la résolution du mal ; car, un des plus puissants moyens d'exciter la résorption résolutive, et conséquemment, de favoriser le dégorgement des parties malades, c'est indubitablement, de provoquer les sécrétions dépuratoires et déplétives, et d'entretenir une certaine activité dans la circulation parenchymateuse.

D'un autre côté, il est des personnes nerveuses, chez lesquelles le repos, loin d'amener du calme dans les organes générateurs, les plonge, au contraire, dans un état d'érétisme et d'irritabilité qui contraste singulièrement, avec la quiétude et l'affaiblissement des autres parties : chez d'autres enfin, il paraît plutôt augmenter que diminuer l'engorgement, et cela se remarque surtout, chez les personnes lymphatiques ou scrofuleuses, dont la circulation devient en quelque sorte croupissante dans l'intimité des organes, lorsqu'on leur refuse un certain degré d'exercice. Inutile d'insister davantage, pour faire comprendre, combien donc, le repos absolu peut être funeste dans ces diverses circonstances.

Le repos peut encore être la source de plusieurs autres inconvénients relatifs à la matrice : 1° la rétroflexion ou la rétroversion, dont j'ai vu un cas extrêmement complet chez une dame de Blois, après six mois d'un repos absolu ; 2° les inclinaisons latérales, suivant la position communément affectée par les malades ; 3° la suppression du flux menstruel, et dans ce cas, il peut arriver que les congestions sanguines, sans émissions, qui se reproduisent périodiquement sur la matrice, tournent au détriment de cet organe, en augmentant son engorgement congestionnel ou inflammatoire, etc.

Il est donc fort important de distinguer les cas dans lesquels le repos absolu du corps, est convenable, et ceux dans lesquels il est inutile ou contraire; cela n'est pas toujours aussi facile qu'on pourrait l'imaginer. En toute occasion, avant de prendre un parti définitif, et après avoir consulté le tempérament de la personne qu'on a à traiter, ses dispositions constitutionnelles, et les remarques qu'elle a pu faire elle-même sur ce point; il faut étudier avec soin, les effets que produisent le repos et l'exercice; ce dernier, bien entendu, devant toujours être modéré, et rigoureusement mesuré sur les résultats qu'il amène, et les forces de la malade.

Voici, à cet égard, quelques règles générales, qui m'ont paru ne souffrir que peu d'exceptions.

1° Chez les personnes d'une constitution vigoureuse, d'un tempérament sanguin; chez celles qui sont douées d'une grande puissance de réaction; le repos absolu est généralement indispensable.

2° Il l'est également, toutes les fois qu'il y a

de la fièvre, et quelques traces évidentes d'acuité dans les phénomènes locaux.

3° Aussitôt que les symptômes fébriles et inflammatoires sont complétement éteints, et si les malades ne sont pas dans les conditions de la première catégorie, il faut peu à peu, y renoncer.

4° Chez les personnes nerveuses, il ne doit presque jamais être absolu ; on se trouve généralement bien, de le combiner avec un léger exercice.

5° Chez les personnes lymphatiques et scrofuleuses, il convient moins encore de l'exiger rigoureusement ; quelquefois, il est tout à fait inutile et même funeste.

6° Presque toujours il est nécessaire, souvent indispensable à l'époque des règles ; quelquefois alors, il doit être très-sévère.

L'exercice que je conseille de préférence, est la marche à pied, sur un terrain parfaitement uni et plan. Pour que la voiture soit favorable, il faut qu'elle soit suspendue sur des ressorts extrêmement doux. La seule circonstance que l'on ait vraiment à redouter d'un exercice modéré, c'est que les entrailles ne pèsent douloureusement, sur la matrice malade ; aussi, ai-je toujours, le soin de prévenir cet inconvénient,

en appliquant une ceinture bien faite, destinée à relever le ventre, et à soutenir le poids
de ses organes.

B. Du repos des organes malades. — Nul
doute, que cette condition ne soit dans tous
les cas, de première nécessité ; il ne peut y
avoir à cet égard, aucune espèce de contesta-
tion. Je ne crois pas avoir besoin de démontrer
que les rapprochements sexuels, en excitant
une extrême activité dans les mouvements organiques de la matrice, seraient absolument
contraires à la résolution de ces maladies inflammatoires ou congestionnelles ; tout le
monde le comprend.

C. Des saignées. La saignée du bras est une
ressource précieuse et énergique dans le traitement des engorgements de la matrice ; mais
elle peut être un moyen funeste lorsque, encore, on y a recours mal à propos ; aussi, a-
t-on lieu de s'étonner d'en voir la prescription
dans une formule banale. Dès qu'on se livre à la
pratique, on ne tarde pas à reconnaître qu'elle
fait merveille chez quelques sujets, et que
chez d'autres, elle est inutile ou dangereuse.

Une grave erreur trop répandue aujour-
d'hui, est de croire que la saignée atteint directement la cause essentielle du mal ; c'est

là probablement, la raison de l'abus qu'on en fait si généralement. Il faut savoir cependant, que dans les cas où elle est le mieux indiquée, ses effets primitifs ne portent que sur un des éléments de la maladie, et qu'ils ont ordinairement pour objet, d'en neutraliser plus ou moins, l'action, soit en en diminuant la masse, soit en le modifiant dans sa nature, soit en le détournant de l'organe affecté. Considérons-la succinctement, sous ces différents rapports.

La loi en vertu de laquelle, les liquides se précipitent vers une ouverture faite aux vaisseaux qui les renferment, a donné l'idée de détourner le sang de la matrice, en lui créant une issue artificielle, dans un point plus ou moins éloigné du système circulatoire; et en effet, il arrive souvent, que cette pratique, toute rationnelle, opère la révulsion désirée. Mais on comprend très-bien, que cette distraction du sang ne peut être que momentanée, et que si, d'autre part, on ne détruit pas la cause qui concentre cette humeur sur l'organe affecté, il n'en reste d'autre trace qu'une perte subie, et que la maladie reprend peu à peu le cours de sa nature.

Les saignées répétées, quel que soit le but

où l'on vise, amènent à la longue, un autre résultat bien plus important dans le système circulatoire, et les conséquences permanentes qui en découlent, doivent être prévues et pesées très-mûrement par le médecin, avant de s'y exposer. Nous avons fait voir, on se le rappelle, que la débilité générale de la constitution, que la fatigue, la faiblesse, le défaut de réaction organique des parties génitales, avaient une grande part dans l'aggravation et la fréquence de leurs maladies, et particulièrement, que le manque de tonicité du parenchyme de l'organe utérin, l'exposait aux engorgements congestionnels ou inflammatoires ; or il est clair, il est expérimentalement démontré, que dans la plupart des cas où ces circonstances particulières se présentent, la saignée pourra avoir des effets fâcheux, et qu'il est de toute nécessité, de les distinguer.

Lorsqu'il s'agit d'une personne bien constituée, dont le pouls naturellement plein, résistant, s'élève et devient énergique aux époques menstruelles, et chez laquelle les symptômes de l'engorgement dénotent une certaine activité; on peut être assuré que la saignée produira le plus heureux résultat.

Dans les engorgements chroniques, dont le

début ne remonte pas à une époque trop éloignée, et qui sont accompagnés de la suppression des règles; il arrive ordinairement aussi, qu'une ou deux émissions sanguines, en désemplissant les vaisseaux, en rappelant le flux menstruel, préparent une résolution facile de la maladie.

Mais lorsque la maladie est déjà ancienne, qu'elle ne donne aucun signe d'acuité, que le sang des règles paraît fluide, séreux; lorsque l'époque se passe sans apporter de modifications dans les symptômes de l'engorgement; lorsque surtout, la malade est d'une complexion chétive, d'un tempérament lymphatique ou nerveux; quand la santé a déjà subi quelque détérioration, par suite d'un traitement plus ou moins sévère; quand enfin, la maladie aura un caractère d'hérédité, ou paraîtra de source constitutionnelle, on devra se méfier de la saignée : elle sera très-rarement utile, et fort souvent funeste.

Dans les congestions utérines hémorragiques, plusieurs fois, j'ai vu les saignées augmenter si remarquablement, l'engorgement et les pertes, à mesure qu'on y revenait deux ou trois fois par mois, et cela pendant longtemps, que je ne comprends pas l'insistance sur une pratique si évidemment contraire, quand surtout l'expérience a prouvé de manière décisive, que la fluidité extrême, qu'acquiert le sang dans ces circonstances, finit par devenir, à la longue, l'élément principal de la maladie. J'ai déjà cité un fait curieux de ce genre; j'en rapporterai un autre beaucoup plus remarquable encore.

Les saignées inopportunes, ou répétées outre mesure, plongent l'économie tout entière dans une véritable ruine cachectique; elles provoquent des écoulements leucorrhéiques abondants; elles favorisent même, les dégénérescences squirreuses ou cancéreuses.

Passons maintenant, aux applications de sangsues faites directement sur le col de la matrice; elles ont été tour à tour vantées à l'excès, et injustement critiquées. Elles sont particulièrement utiles dans les phlegmasies chroniques, sur lesquelles les saignées générales ne paraissent point avoir d'action, et surtout, dans celles où il y a diminution ou suppression des règles. Il arrive quelquefois, dans ces cas, qu'elles convertissent si complétement, le travail inflammatoire en un travail hémorragique, que la résolution s'opère avec une rapidité incroyable.

Ces applications immédiates de sangsues,

peuvent convenir dans la plupart des cas d'engorgement du col ou du corps de l'utérus, qui ont lieu chez des personnes dont la situation ne permet pas les évacuations sanguines générales, soit à raison de leur tempérament, soit à raison de l'appauvrissement de leur santé, etc. Je les ai employées un très-grand nombre de fois, dans ces circonstances, et je n'ai presque jamais eu qu'à m'en applaudir. Elles opèrent toujours alors, un dégorgement salutaire qui favorise peu à peu la guérison. Toutefois, il faut toujours en étudier les effets, avec le plus grand soin, avant d'en réitérer l'emploi; car, il arrive qu'elles provoquent chez quelques malades, des congestions fâcheuses sur les organes utérins, et on comprend qu'alors, il faut se garder d'y revenir. Inutile d'ajouter, je pense, qu'elles ne conviennent jamais dans les engorgements congestionnels; elles sont dans ces cas, du plus dangereux usage.

Le nombre de sangsues qu'il est bon d'appliquer, est variable, suivant la nature, le volume, l'ancienneté de l'engorgement; suivant aussi, qu'on a affaire à une personne qui offre plus ou moins de ressources, et qui doit être plus ou moins ménagée. Je crois qu'en général, il est préférable d'en employer peu (deux, quatre, six, huit au plus), et d'en renouveler l'application plus fréquemment; les piqûres, d'ailleurs, ne laissent communément, aucunes traces, après deux ou trois jours. On ne s'étonnera pas de n'obtenir que des effets fort douteux, sous l'influence des premières applications, cela est commun; il faut insister, il faut se bien persuader que ce n'est ordinairement, qu'à force de persévérance, qu'on parvient à imprimer une marche rétrograde aux affections chroniques.

Après l'apposition des sangsues, aussitôt que le sang s'est arrêté, j'ai l'habitude d'injecter un cataplasme de fécule, ou de farine de graine de lin et de guimauve, que je fais renouveler plusieurs fois dans la journée. Ce moyen, déjà anciennement proposé, a été à peu près complétement abandonné de nos jours, et j'en suis surpris; car, j'en ai presque toujours obtenu de très-bons résultats.

Je n'ai certainement, ni la prétention, ni la volonté, d'épuiser ici, tout ce qu'on peut dire d'utile sur les différentes sortes de saignées, dans le traitement des engorgements utérins; je n'ai voulu donner que quelques indications générales. Il me suffit, d'ailleurs, d'avoir appelé l'attention des praticiens, sur les avantages et les dangers de cette ressource, pour la leur faire peser gravement, avant d'y recourir. Toutefois, je ne terminerai pas, sans ajouter quelques mots en faveur des ventouses; leur application semble tomber en désuétude, et cependant, il est des circonstances dans lesquelles leur concours m'a paru fort efficace. Les ventouses sèches et scarifiées, appliquées autour du bassin, sur les lombes et le long de la colonne épinière, produisent une révulsion puissante sur la circulation utérine, en même temps qu'elles désemplissent temporairement les vaisseaux sanguins.

D. Des grands bains. — Ils rendent, assez généralement, de bons services dans le traitement des phlegmasies chroniques de la matrice; cependant, leur utilité n'est pas absolue; il est des personnes chez lesquelles ils ne réussissent pas, et qui même, semblent n'en tirer que des effets contraires à leur guérison.

Fort souvent, il est nécessaire de les minéraliser, soit pour neutraliser leur action débilitante; soit pour exciter les fonctions de la peau, au moyen de substances alcalines; soit enfin, pour faire pénétrer par absorption cutanée, certains agents médicamenteux appropriés aux dispositions constitutionnelles des malades ; ainsi : les préparations d'iode, mercurielles, sulfureuses, etc.

Le temps que les malades doivent passer dans l'eau, est aussi extrêmement variable, selon les résultats qu'on veut obtenir ; selon surtout, les effets que les malades en ressentent ; rien ne peut être fixé à cet égard.

E. Des injections. — Elles sont également un moyen d'autant plus précieux, qu'il agit directement, sur les parties affectées ; en modifiant leur nature, elles peuvent être utiles dans la plupart des maladies utérines. On se contente généralement, d'injecter, à plusieurs reprises dans la journée, quelques seringuées de liquide ; cela peut être bon et suffire dans certains cas ; mais ce n'est pas ainsi qu'on obtient de ce moyen tous les avantages qu'il promet. En plaçant la malade dans une position horizontale, le bassin soutenu de manière à devenir la portion la plus élevée du tronc ; le liquide de l'injection séjourne alors, dans la cavité vaginale, pénètre même quelquefois dans celle de l'utérus, baigne toutes ces parties ; et cette sorte de bain local, prolongé à volonté, fait un très-grand bien aux points enflammés.

Pour les engorgements chroniques, j'ai

adopté, depuis longtemps, cette méthode qui me réussit à merveille : je fais, comme je viens de l'indiquer, coucher la malade horizontalement sur un lit de sangle, le bassin légèrement exhaussé par un oreiller, les jambes fléchies et posées de façon que toutes les parties du corps soient dans un relâchement complet ; en même temps, je dispose un seau, dont le fond, percé d'un trou, verse le liquide dans un tuyau en tissu imperméable, muni d'un robinet ; ce tuyau porte à son extrémité libre, une canule en gomme élastique, destinée à conduire l'injection dans les organes sexuels. Après avoir baigné la matrice, le liquide tombe dans un vase placé sous le lit de sangle, d'où il est, au fur et à mesure, reporté dans le seau. On voit qu'on peut ainsi, sans interruption, continuer le jet, durant plusieurs heures, et régler son volume et sa force de projection, à volonté, soit par le degré d'ouverture donné au robinet, soit par le degré d'inclinaison de l'appareil, soit en fixant le réservoir à telle ou telle hauteur. De cette sorte, on obtiendra donc, non-seulement le bain intérieur, mais encore, l'effet puissant de la douche, qui, on le sait, imprime parfois, une grande activité à la résolution des engorgements chroniques.

Cet appareil me paraît préférable à tous les instruments plus ou moins ingénieux, qui ont été inventés dans le même but : d'abord, en raison de sa simplicité ; ensuite, à cause de la position commode qu'il permet de donner à la malade.

Quant à la nature du liquide destiné aux injections, ce peut être une décoction de guimauve, ainsi que le veut le traitement dont je viens d'exposer la formule ; mais une foule de remèdes particuliers, appropriés à des circonstances diverses, peuvent être portés par ce précieux moyen, sur les organes malades. Il m'est arrivé souvent, d'employer avec un succès qui tenait du prodige, un courant d'eau simple froide, contre certains engorgements congestionnels.

Toutefois, je ferai remarquer que, dans ces cas, il faut se tenir en garde contre les injections astringentes ; il arrive parfois, en effet, qu'elles arrêtent les hémorragies si fréquentes dans ces occasions, mais qu'elles convertissent le travail congestionnel en travail phlegmasique. Il faut suivre attentivement, ces divers états, et les attaquer simultanément à l'intérieur et à l'extérieur.

F. Du régime. — C'est une ressource puissante dans le traitement des maladies de matrice; c'est, à n'en pas douter, un des modificateurs les plus énergiques que le médecin ait à sa disposition. Par cela même, on comprendra avec quel soin, il en doit calculer, apprécier les effets, avant d'en poser les bases : la constitution, le tempérament, les habitudes des malades, l'état de l'organe affecté, l'ancienneté du mal, sont autant de circonstances qu'il faut consulter avant de rien fixer.

Certes, la diminution progressive de l'alimentation (*cura famis*), est un moyen rationnel de traitement, dans les engorgements chroniques de la matrice; en désemplissant par degrés, les vaisseaux, il est clair qu'on donne de l'accroissement à la résorption intersticielle, et qu'on place la patiente dans des conditions favorables à la résolution de son mal; mais il y a évidemment ici, un écueil à éviter : il est des personnes qu'il faut bien se garder de laisser tomber trop bas; parce qu'il advient, après quelque temps, qu'on ne peut plus les relever, et que la maladie s'est accrue en raison de leur faiblesse. Il ne faut pas aussi, perdre de vue que la résolution d'un engorgement, exige une certaine force de santé, une certaine réaction de la part de l'organe malade, et c'est là ce qu'il faut bien calculer.

Dans les cas où il m'a paru dangereux de supprimer l'alimentation solide, à un point suffisant pour obtenir des effets curatifs ; j'ai eu recours quelquefois, avec un succès remarquable, à la diminution progressive des boissons (*cura sitis*). C'est surtout, chez les personnes lymphatiques, d'une constitution molle, que le régime sec m'a réussi. J'ai, en ce moment, plusieurs dames que je soigne pour des affections chroniques de la matrice, et qui se trouvent merveilleusement bien de ce régime.

G. Des exutoires. — L'apposition successive de plusieurs petits cautères ou moxas, sur les reins et l'hypogastre, est souvent d'une heureuse efficacité, dans le traitement des phlegmasies chroniques de l'utérus ; je m'étonne que ce moyen soit si peu pratiqué.

ARTICLE III.

Du traitement empirique ou expérimental.

Dans beaucoup de circonstances, l'emploi judicieux des moyens rationnels que nous venons de passer en revue, suffit à la guérison des engorgements chroniques de la matrice, alors surtout, qu'ils sont simples dans leurs causes et dans leur nature. Mais, il n'en est pas toujours ainsi, et pour peu qu'on n'en obtienne pas les résultats désirables, que le mal semble leur résister, il faut se hâter de leur associer quelques remèdes particuliers dont l'expérience a sanctionné l'efficacité, dans certaines dispositions organiques, constitutionnelles ou locales, contre lesquelles viennent échouer toutes les ressources ordinaires.

A. Muriate d'or et de soude. — Il y a quelques années déjà, M. Marjolin me racontait qu'il avait soigné pendant longtemps, sans résultat, la femme d'un de nos magistrats célèbres, pour un engorgement chronique de la matrice; lorsqu'un charlatan qui prétendait avoir rapporté de l'Inde, des moyens nouveaux, infaillibles et spécifiques, fut présenté à cette dame, qui consentit à recevoir ses soins. Son traitement consistait simplement, en des frictions faites tous les jours sur la langue, avec une poudre qu'il fournissait lui-même. La promesse qu'il avait faite de guérir promptement la malade, ne tarda effectivement pas, à se réaliser.

Quelques années plus tard, cette dame fit une rechute, et la matrice présenta cette fois, des altérations semblables à celles qu'elle avait offertes lors de la première maladie. M. Marjolin fut de nouveau consulté, et ne fut pas plus heureux que précédemment; il engagea la malade à faire revenir M. Askel, qui obtint par le même agent, un succès aussi satisfaisant que la première fois.

Certainement, un tel fait était bien de nature, non-seulement à piquer la curiosité; mais encore, à exciter le plus vif intérêt scientifique. Il vint donc en la pensée de chercher à découvrir la composition de ce médicament merveilleux. La malade consentit elle-même, à se prêter à cette innocente indiscrétion, et l'analyse chimique reconnut bientôt dans cette poudre : *le muriate double d'or et de soude.*

Depuis cette époque, ce remède a été employé plusieurs autres fois, à ma connaissance, avec un égal succès; mais il ne faut pas croire, ainsi que le voulait Askel, qu'il soit infaillible dans tous les cas d'engorgements utérins; l'expérience semble aujourd'hui, avoir limité sa puissance à ceux dans lesquels on peut supposer un élément syphilitique ou scrofuleux.

B. Iodure de mercure. — Administré à l'intérieur et en frictions sur la peau, ce médicament paraît convenir dans les cas analogues aux précédents.

C. De la ciguë. — Lorsqu'on consulte les médecins sur les propriétés de la ciguë dans le traitement des affections de la matrice, on est surpris de l'extrême divergence de leurs opinions à ce sujet : les uns la repoussent, comme un remède insignifiant ou dangereux ; les autres en font une panacée, et la conseillent dans tous les cas. Il est clair qu'un pareil dissentiment sur le compte d'une substance aussi active que la ciguë, tient au peu de soin qui a été apporté dans l'étude de ses effets, et aux circonstances diverses dans lesquelles elle a été mise en usage. Les limites de cet ouvrage, ne me permettent pas d'entrer dans une grande discussion à cet égard ; je me bornerai à dire, que les louanges et la critique me semblent également exagérées.

Les cas dans lesquels ce remède m'a paru plus particulièrement propre, sont ceux d'engorgements inflammatoires chroniques avec suppression, diminution ou difficulté des règles ; il convient rarement, dans les cas où les pertes sont fréquentes ; jamais, dans les engorgements congestionnels hémorragiques. Les tempéraments lymphatiques et nerveux sont généralement ceux sur lesquels il agit le plus efficacement.

D. La belladone unie à l'iodure de fer. — M'a semblé convenir souvent aussi, dans les phlegmasies chroniques, qui sont accompagnées de la suppression des règles ou de l'éloignement des époques; ou bien encore, lorsque la menstruation provoque des souffrances utérines, et ne fournit qu'un sang séreux. Les personnes qui réunissent à ces diverses conditions, un état chlorotique et nerveux, qui sont sujettes aux spasmes, se trouvent communément bien de l'usage de ces remèdes.

E. Seigle ergoté. — *Hydrochlorate de platine.* — Je me suis souvent servi de ces deux substances, et avec bonheur, dans des cas tout à fait opposés aux précédents, par certains phénomènes; ainsi, dans les engorgements avec pertes plus ou moins abondantes, et surtout, dans les congestions actives. Le premier de ces moyens, surtout, employé immédiatement après l'écoulement des règles, agit merveilleusement contre les effets aggravants que les congestions menstruelles apportent presque toujours, dans la marche des maladies de matrice.

Une infinité d'autres substances médicamenteuses, ont leur mérite, dans le traitement des engorgements utérins. L'étude des malades : leur constitution, leur tempérament, leurs affections antérieures, tout cela convenablement apprécié, pourra servir de base à quelque médication particulière.

ARTICLE IV.

Un mot sur le traitement des ulcérations du col.

Plusieurs médecins honorables et instruits, ont déjà élevé la voix contre le triste et dangereux abus qu'on fait de la cautérisation. Je m'associe avec d'autant plus d'empressement à leurs justes plaintes, que malgré leur autorité et leur retentissement, je sais qu'elles n'ont pas encore atteint complétement leur but. Un médecin, homme de probité, me contait il y a peu de jours, avec indignation, qu'un de nos confrères, tombait dans un si grand et si déplorable excès à cet égard, que pour peu qu'une femme se plaignît à lui d'accident de matrice, tel infime qu'il fût, il pratiquait aussitôt, une ou plusieurs cautérisations du col; ignorant qu'il est peut-être, de l'état naturel de cette partie !...

On se rappelle ce que nous avons dit plus

haut, de la facilité avec laquelle se guérissent spontanément, la plupart des ulcérations du col utérin ; cependant, il en est qui exigent l'application de substances caustiques : telles sont, par exemple, les ulcérations indolentes, stationnaires, et les ulcérations rongeantes.

Dans les cas d'ulcérations cancéreuses, lorsque l'affection est parfaitement limitée au col, on peut espérer de détruire le mal en entier, par des cautérisations avec le nitrate acide de mercure, ou la pâte arsénicale du frère Cômes, et des pansements réguliers, comme s'il s'agissait d'une partie extérieure.

ARTICLE V.

Traitement des descentes de matrice.

A. Cure palliative. — Avant d'aller plus loin, je répète ici, ce que j'ai déjà dit ailleurs ; la première chose à faire dans le traitement des déplacements de matrice, c'est de s'assurer qu'ils ne sont compliqués d'aucune altération de cet organe, et que le relâchement des parties en est la cause essentielle ; cela fait, il faut admettre plusieurs suppositions.

1° Lorsque la gêne et les inconvénients qui

résultent du déplacement, sont supportables, que la marche ne les augmente pas sensiblement, on peut se borner à l'application d'une ceinture, destinée à relever le bas-ventre et empêcher les entrailles de peser sur la matrice.

2° Si le déplacement produit une incommodité par trop considérable, si la marche est pénible, il faut indépendamment de la ceinture abdominale, supporter la matrice pendant le jour, avec une éponge préparée et imbibée d'une liqueur astringente; j'ai quelquefois employé dans le même but, une petite vessie en gomme élastique, qui par l'insufflation, prend la forme du pessaire, qui se place également par la malade, tous les matins avant de quitter le lit, et qu'elle retire le soir, après en avoir laissé échapper l'air qui la remplit. Je préfère de beaucoup, ce moyen aux pessaires ordinaires, posés à demeure, dont l'usage m'a paru être, dans presque tous les cas, une fort mauvaise pratique.

B. Cure radicale. —Depuis quelques années, je me suis livré à des essais qui m'ont donné l'espoir d'arriver à la guérison complète de cette cruelle infirmité, aujourd'hui si commune. En 1837, j'ai traité une dame qui avait un déplacement, à ce point considérable, qu'elle ne pouvait presque plus sortir de chez elle. Après avoir remonté la matrice, je pratiquai une sorte de tamponnement, avec de fines éponges préparées et pénétrées de substances astringentes ; je renouvelai ce pansement tous les deux jours ; j'en soutins l'effet, par un régime approprié et le repos presque absolu : depuis trois ans, cette dame a repris, à quelques inconvénients près, sa vie habituelle.

Dès lors, je m'attachai à perfectionner et à simplifier ce mode de traitement : voici, comment je procède aujourd'hui.

Après avoir acquis la certitude que la matrice est saine, et que la descente est le résultat d'un relâchement général des tissus, ou seulement, des organes contenteurs de l'utérus ; je soumets la malade à un traitement qui remplit à la fois, la double indication de corriger la prédisposition organique, et de relever, soutenir et fortifier la partie déplacée.

Je fais prendre, matin et soir, environ quatre onces de vin astringent et amer, préparé de la manière suivante :

℞. Très-bon vin blanc vieux de Bordeaux, — *deux bouteilles.*
Osmonde royale, — *une poignée.*
Germandrée vulgaire (sommités fleuries), — *une once.*
Poudre de cônes de cyprès, — *une demi-once.*

Faites infuser à froid, pendant huit jours, à la cave.

A un régime analeptique, je joins pour couper le vin aux repas, une légère infusion de *trois* ou *quatre pincées* de sommités de germandrée, ou bien, si cette boisson répugne trop à la malade, je lui fais prendre de cette plante en poudre, associée à un peu de rhubarbe, dans la première cuillerée de potage.

Je fais prendre, tous les deux ou trois jours, un grand bain préparé avec une forte décoction de tan, et dans la belle saison, quelques bains de rivière, ou de mer.

D'un autre côté, je fais faire des injections dans les organes sexuels, avec de l'eau presque froide, dans laquelle on ajoute, en quantité suffisante et modérément progressive, la préparation suivante :

℞. Vinaigre de vin blanc, — *deux litres.*
Poudre de cônes de cyprès,
    de germandrée,
    folle fleur de tan, } ãã ℥j.

Faites macérer à froid, pendant huit jours.

Enfin, je relève la matrice, et je la soutiens en place, au moyen d'un instrument fort simple, que la malade introduit elle-même, tous les jours, en se levant, et retire en se couchant.

Il est composé, suivant les circonstances, de trois ou quatre tiges-ressorts, adaptées par l'une de leurs extrémités, à un anneau qui leur sert de point d'appui et de réunion, tandis que les autres bouts, libres et écartés, figurent entre eux, un cône plus ou moins évasé. Chacune des extrémités de cet instrument, est terminée par un segment de disque, de manière à ce qu'en les rassemblant, ils forment à leur tour, une espèce d'anneau plus petit que celui de leur base.

Cet instrument enduit d'une couche de gomme élastique, ou d'un vernis, peut être ensuite garni d'éponges, de manière, non-seulement, à présenter une pression plus douce, aux parties génitales, avec lesquelles il est en contact; mais encore à entretenir à leur surface, quelques substances médicamenteuses.

Il est facile de concevoir le mécanisme de cet instrument : lorsqu'on veut le mettre en place, on en rapproche préalablement, les branches pour lui faire franchir la vulve; puis, lorsqu'il a pénétré dans le vagin, elles s'écartent tout naturellement en remontant de chaque côté du col utérin; enfin, elles relèvent la matrice, la fixent invariablement dans la position naturelle qu'on lui a rendue, et lui servent en quelque sorte de tuteur, sans que la malade en éprouve la moindre incommodité.

Par l'extrémité annulaire inférieure de cet instrument, on a la facilité de pouvoir pousser quelques injections dans la journée si on le juge convenable, soit pour rafraîchir les parties seulement, soit pour renouveler le liquide dont l'éponge peut être imbibée. Le soir, au lit, la malade le retire elle-même, très-facilement, en exerçant une légère pression tendant à rapprocher les tiges-ressorts.

Pendant l'époque menstruelle, si on ne juge pas nécessaire de faire garder le repos au lit, ou sur une chaise longue; il est préférable pour la propreté, d'employer cet instrument sans autre garniture qu'un enduit assez épais de caoutchouc.

La disposition particulière des organes du bassin, me porte ordinairement à donner un peu plus de force et d'écartement aux deux branches latérales de cet instrument qu'à celles qui doivent être placées dans le sens antéro-postérieur, et cela afin de n'apporter aucune gêne aux fonctions de la vessie et du rectum.

Du reste, à mesure que les parties sexuelles se resserrent, que les organes suspenseurs se fortifient, que la tendance au déplacement diminue ; on peut modifier peu à peu, la force et l'écartement des branches de l'instrument ; mais l'expérience m'a appris qu'il ne faut y renoncer complétement, que lorsqu'on a la parfaite certitude que sa présence est devenue tout à fait inutile.

Par ce traitement bien simple, je suis parvenu souvent à guérir, toujours à soulager, les femmes que j'ai eu l'occasion de soigner depuis un an, pour des descentes de matrice. Je suis d'autant plus heureux de faire connaître ces résultats, que cette infirmité si cruelle, si douloureuse, et si commune aujourd'hui, était jusqu'alors, restée rebelle à tous les efforts de la médecine.

CHAPITRE V.

De l'hygiène des femmes.

L'hygiène est, à proprement parler, la science des rapports de l'homme avec le monde ou les agents extérieurs ; c'est aussi, l'art de les modifier en vue de la santé, suivant les sujets, les âges, les sexes, les tempéraments. En général, c'est le mode de concours aux bonnes fins de la nature; c'est le secret d'entretenir, à l'état sain, l'organisation régulière dont elle nous a pourvus.

On peut diviser l'hygiène en deux sections : la première, qui comprend les moyens d'action tout à fait physiques ; la deuxième, qui se compose des agents de l'ordre essentiellement moral.

Dans la première partie, viennent se classer les aliments, le vêtement, l'exercice, l'habitation, etc.

Dans la seconde, l'éducation et tous les travaux de l'intelligence, les mœurs, la vie sociale et individuelle, etc.

Notre intention n'étant pas de faire ici, un cours complet et suivi d'hygiène; nous en aborderons simultanément, les deux parties, en ce qu'elles ont d'applicable à notre sujet, et développerons, suivant les âges et les situations, quelques conseils dont l'utilité nous a été démontrée pour les femmes.

Tout dans le monde, a une vocation et doit être dirigé vers un but; la fille qui naît, doit donc, dès ses premiers pas dans la vie, être préparée à la mission qu'elle y vient accomplir. Les fins de l'existence sexuelle de la femme, étant évidemment la reproduction, il est rationnel de seconder d'abord, cette prédestination organique, en donnant à sa structure, une force qui soit en rapport avec cette fonction. Là donc, doivent tendre les premiers soins hygiéniques.

ARTICLE PREMIER.

De l'allaitement.

Nous commencerons par insister sur l'emploi du lait de la mère, si des raisons de santé, qui lui sont personnelles, n'y mettent obstacle. Sans doute, lorsqu'une accouchée présente dans la conformation des seins, une anomalie

qui rend la succion impossible; quand sa complexion altérée, quand son affaiblissement, résultat d'accidents graves, peuvent faire craindre que la plus légère émission de forces ne
lui devienne fatale; il faut se bien garder de
lui imposer cette nouvelle tâche. Sans doute
aussi, si sa constitution est affectée de quelque
vice susceptible de transmission par le sang,
on doit éviter d'augmenter avec le lait maternel, les chances d'hérédité; mais, qu'une mère
soit saine, bien portante; quelle que soit d'ailleurs, sa force, l'allaitement par elle-même,
devient alors un moyen d'hygiène, pour sa
fille, autant qu'il est un devoir sacré de la nature. Dans un des précédents chapitres, nous
avons fait sentir combien aussi il lui est in-
dividuellement salutaire.

En effet, toutes conditions égales de santé,
quelle nourriture plus propre à l'enfant que
celle qui sort du sein de sa mère, que celle qui
part de l'économie dont il a tiré toute sa substance? Mais, outre toutes ces considérations
physiologiques, il en est d'autres non moins
puissantes dans l'ordre moral : loin de la famille, de quelles vertus ornera-t-on son âme?
de quels vices garantira-t-on son cœur ? quel
attachement aura-t-il pour des parents dont il

ne sent pas les affectueuses étreintes, pour des parents qu'il n'a pas connus !...

Si ce n'est point assez ; nous trouverons sous la poitrine d'une mère, des arguments plus victorieux encore : avons-nous besoin de lui demander, si des soins mercenaires remplaceront jamais ses soins ? si sa vigilante sollicitude se retrouvera chez une étrangère ? si les tendres élans de la nature, feront jamais tressaillir les entrailles à gages, d'une nourrice au sein banal, qui pèse au trébuchet de l'avare, et son lait et ses veilles ; qui n'a de sentiment qu'à tant la drachme, et peut lui dire, l'œil sec : *Dieu a repris votre enfant, madame !... vous avez un ange au ciel !...*

Non, non ! toute mère le sait : l'enfant n'est absolument bien que sur le flanc qui l'a porté. Là, plus d'énigmes dans ses gestes, plus d'équivoque dans les mouvements de la jeune créature qui n'a pas encore d'autre langage ; tout est interprété, expliqué, compris ! La mère nourrice semble douée d'un sens sympathique, qui lui révèle par son incessante activité, le bien, le mal, la douleur, le plaisir, et toutes les impressions qui affectent son cher élève. Les bons résultats de cette intelligence miraculeuse sont incalculables pour le nourrisson, tout cela réagit directement et immédiatement, sur son organisation, aide et favorise ses développements : il n'est pas, jusqu'aux larmes de bonheur, qui viennent se perler aux paupières d'une jeune mère, dans la contemplation de son œuvre d'amour, qui ne porte sa part de profit à la tendre fleur qui s'épanouit doucement à ses côtés.

Eh bien, tous ces moyens puissants disparaissent chez la mère d'emprunt ! Maussade, en proie à l'ennui, sans intérêt de cœur, impatiente et colère quelquefois, celle-ci porte trop souvent en elle, par son seul caractère, tous les agents contraires. Sous ces fâcheuses influences, son lait dégénère, s'appauvrit, se vicie, se tarit même ; la fatigue la saisit, et ses soins en deviennent plus rares, la malpropreté s'ensuit, et l'enfant, au milieu de cet abandon, s'il ne succombe, dépérit du moins sensiblement. N'oublions pas cependant, que nous voulons combattre la prédisposition aux maladies de matrice ; que la force de la constitution est en partie, le secret d'échapper à cette affreuse calamité, et que dès le berceau, une fille doit être défendue contre ce terrible ennemi.

Je rapporterai ici, à ce propos, un passage

d'Aulugelle, plein de grâce et de chaleur ; on le lira avec intérêt. C'est Favorinus qui parle ; il s'adresse à un sénateur.

« Votre épouse, lui dit-il, se propose sans doute, de nourrir elle-même son fils. Ah ! s'écrie sa mère, qui était présente, ce serait lui donner la mort, si après les douleurs de l'enfantement, elle avait à supporter encore, les fatigues et les ennuis de l'allaitement. Eh ! de grâce, Manlia, reprit Favorinus, permettez que votre fille soit entièrement la mère de son enfant ; c'est un partage odieux et maudit par la nature, ce n'est qu'une demi-maternité, que de donner le jour à un être innocent, et de le rejeter ensuite loin de soi. Cet être encore informe, que vous avez nourri du plus pur de votre sang, quand il était encore renfermé dans vos flancs ; quelle inconséquence funeste, de lui refuser votre sein, maintenant qu'il est sous vos yeux, maintenant que ses caresses et ses cris réclament la tendresse et les droits inviolables de la maternité !

» Croyez-vous, Manlia, que ces globes séduisants qui parent votre sexe, aient été arrondis par la main des Grâces, pour servir d'ornement seulement ? Ne savez-vous pas que la nature les y a placés pour nourrir les nouveau-nés ? Me préservent les dieux de vous appliquer ce que j'ajoute ! mais enfin, n'a-t-on pas vu des femmes exécrables, des monstres affreux, qui, dans la crainte que l'abondance du lait ne nuisît à la beauté de leur gorge, mettaient tout en usage pour tarir et dessécher jusqu'à la dernière goutte, cette source sacrée, le premier aliment du genre humain, au risque de périr elles-mêmes ! Parlerai-je de l'abominable raffinement de coquetterie qui fait recourir à certaines drogues pour provoquer l'avortement, afin d'éviter à une jolie femme, les incommodités de la grossesse, les douleurs de la délivrance, et surtout, le désagrément des formes que pourrait prendre, en s'affaissant, un flanc élevé pendant quelques mois ?

» Mais, si c'est un attentat odieux et digne de l'exécration de toute la terre, de faire périr un innocent, dans les premiers instants de la vie, de l'étouffer pour ainsi dire, entre les bras de la nature, qui l'ébauche et commence à le former, croyez-vous que c'en soit un bien moindre, lorsqu'il a acquis sa perfection, lorsque vous l'avez mis au monde, lorsqu'il est votre enfant, de lui refuser avec dureté, la nourriture qui lui est destinée, et à laquelle il est accoutumé depuis si longtemps ? Eh ! qu'importe, répondra-t-on, quelle espèce de lait il suce ? Que n'ajoutes-tu donc aussi, père dénaturé : Que m'importe de quel sang mon fils soit issu, et dans quel sein il prenne la vie! Car enfin, cette liqueur précieuse, que l'abondance des esprits et la fermentation ont blanchie, n'est-elle pas, dans les mamelles, ce même sang qui a servi à former l'enfant dans les entrailles de la mère? N'est-ce pas ce sang qui, après avoir animé l'homme dans le sein maternel, remonte dans la poitrine au moment de la délivrance, par une admirable économie de la nature, et s'y fixe pour étayer les faibles débuts d'une existence fragile, pour fournir au nouveau-né un aliment doux et familier?

» Aussi la philosophie a-t-elle prouvé que, si la qualité du sang influe sur l'organisation du corps et sur la trempe de l'âme, la vertu du lait et ses qualités produisent absolument les mêmes effets, comme on le voit, non-seulement parmi les hommes, mais encore parmi les animaux, et même, chez les végétaux. Faites téter une brebis par un chevreau, et une chèvre par un agneau, la toison de l'un sera plus forte, et le poil de l'autre beaucoup plus fin. Voyez deux plantes, deux arbres sortis du même germe, quelle différence dans la sa-

veur et la qualité du fruit, si on en a mis dans
le choix de la terre et de l'eau qui les nourrissent ! Cet arbre qui, plein de vie et de santé,
faisait l'ornement d'un coteau, ne le voit-on
pas se dessécher et périr après le transport,
faute d'une nourriture convenable ?

» Quelle manie donc, et quel abus, de livrer
pour ainsi dire, au sein d'une vile merce-
naire, et la noblesse d'âme de l'enfant qui vient
de naître, et la vigueur de son tempérament,
au risque de voir l'une se corrompre, et l'autre
s'énerver dans un lait ignoble et étranger, surtout, si la nourrice qui remplace la mère, est
esclave ou de race servile, si elle sort d'un
peuple barbare, si elle est méchante, contre-
faite, libertine, adonnée au vin? car, en pareille occasion, on prend indistinctement, la
première femme qui se présente.

» Souffrirons-nous donc, Manlia, que ce
cher fils qui vous appartient par les droits du
sang, et que j'ose appeler le mien, par la vive
tendresse que j'ai conservée pour son père, mon
illustre disciple, souffrirons-nous que ce cher
enfant soit la victime d'un usage si pernicieux ?
Vous verrai-je le présenter à la mamelle d'une
étrangère malsaine et corrompue, pour puiser
dans son sang, les vices du caractère et le germe

des maladies ? Chastes matrones, vous êtes désolées de voir des enfants qui dégénèrent ! souffrez qu'on vous le dise, c'est votre faute : il fallait leur transmettre avec votre lait, la pureté de vos mœurs et la force de votre constitution. C'est avec raison que Virgile, non-seulement fait reprocher à Enée, sa naissance, comme Homère l'avait fait à l'égard d'Achille, mais encore, parle du monstre qui l'a nourri, lorsqu'il dit : *Oui, barbare, tu suças le lait d'une tigresse d'Hyrcanie ;* car il savait que le caractère de la nourrice et la qualité du lait, déterminent presque seuls, les penchants et les goûts du nourrisson.

» Jeunes épouses, si tous ces dangers ne font sur vous, qu'une légère impression, qu'au moins l'intérêt le plus cher de votre cœur, vous réveille et vous touche. Faites bien attention que la mère qui abandonne son fruit à une étrangère, rompt ce lien si doux d'affection et d'amour, avec lequel la nature attache l'âme des enfants à celle de leurs parents, ou du moins, qu'elle l'affaiblit et le relâche extrêmement ; car, dès que vos yeux ne rencontreront plus ce fils que vous avez exilé, vous sentirez s'amortir peu à peu, et enfin, s'éteindre cette flamme sacrée de l'amour maternel, dont rien ne peut ôter, dans le cœur des véritables mères, l'impétuosité et l'énergie : vous n'entendez plus ces murmures toujours renaissants d'inquiétude et de tendresse, et le souvenir d'un enfant donné à la nourrice, s'effacera presque aussi vite que si la mort l'avait arraché de vos bras.

» Mais la nature ne tarde pas à venger son outrage. L'enfant, de son côté, ne connaît que le sein qui l'allaite ; sentiments d'affection, caresses, tout est pour sa nourrice. La véritable mère ne recueille que l'indifférence et l'oubli ; en sorte que toutes les impressions du sang, tous les germes de l'amour filial ayant été étouffés dans son cœur, dès l'aurore de la vie, si par suite, on le voit témoigner quelque attachement aux auteurs de ses jours, il n'est point guidé par le cri de la nature ; c'est une démonstration de pure civilité ; elle dépend presque totalement, de l'opinion qui lui assigne telles personnes pour ses parents. »

Ainsi pensait, dès le deuxième siècle, l'auteur des *Nuits attiques.* La haute philosophie, la touchante morale de ce discours seraient-elles aujourd'hui sans échos ?...

Que si, pourtant, les circonstances exigent l'emploi d'un lait étranger, la plus grande circonspection soit apportée dans le choix qu'on va faire d'une femme robuste et de santé sans reproche; car l'enfant, ainsi que les plantes, doit se ressentir de la nature du sol qui le nourrit. Qu'on s'enquière donc scrupuleusement de son état actuel et de ses antécédents; qu'on se renseigne à fond, sur ses mœurs, son caractère, ses habitudes, ses moyens d'existence.

Les familles dont la fortune le permettra, feront bien de l'avoir chez elles; feront mieux de la prendre dans une localité saine et de s'y installer, afin de surveiller elle et son élève, sans la séparer de son air pur, ni de son pays; on veillera à ce que son lait soit, autant que possible, d'une époque assez rapprochée de l'âge de l'enfant; enfin, et ceci doit être également observé par la mère allaitant elle-même, son régime ne sera pas brusquement changé, mais amené par degrés à une alimentation substantielle et de facile digestion. Ses repas seront réguliers, légers et fréquents; elle prendra un exercice modéré, hors du logis, et le nourrisson sera, en évitant le froid, souvent promené au grand air. De ces moyens, sagement combinés, doivent résulter le développement normal de tous les organes, et l'éloignement proportionnel des chances d'accidents utérins.

ARTICLE II.

Du maillot.

Le plus pernicieux de tous les abus pour les nouveau-nés, et surtout pour les filles, est sans contredit, l'usage inconsidéré du maillot; cette vieille routine, qu'ont pourtant repoussée, avec une persistance digne de plus de succès, de grands philosophes et de savants physiologistes, a survécu à toutes les attaques, et de nos jours, trouve encore, d'aveugles partisans dans toutes les parties de la société. N'est-il donc pas évident que, dans un âge où toute la charpente est encore si délicate, où toutes les chairs sont si peu consistantes, et où cependant, tout l'organisme demande à se développer en liberté; une compression exagérée et permanente doit tout compromettre et tout arrêter? Il n'est besoin que de soutenir, et on étouffe! Ces jeunes membres qui veulent de l'air et du mouvement, sont étreints, enchaînés dans une cage hermétique où la gêne incessante des actes de la vie, tend à en réduire l'activité, à déformer le corps, et à neutraliser sa croissance! Caché, perdu dans cette enveloppe, l'enfant croupit souvent au milieu de déjections de toute nature, sans qu'on s'en aperçoive, et reste plusieurs heures dans une sale et pernicieuse humidité. D'ailleurs, tout nous dit dans la nature, que nous ne sommes pas faits pour la contrainte; tout notre corps ne respire que la liberté, et c'est lui préparer toutes sortes de peines, que de l'en priver dans le premier âge.

On n'usera donc, de la ceinture ombilicale et du maillot, que pour soutenir et non pour serrer, afin de ne pas déprimer les cavités splanchniques, et fouler les viscères qu'elles contiennent; le maillot fermé ne sera employé que pendant le sommeil; il sera ouvert dès le réveil, à une température douce; on laissera l'enfant s'ébattre ainsi, soit dans son berceau, soit sur un tapis; on verra bientôt, ses petits membres se jouer capricieusement, prendre des positions diverses, selon leurs aises, et conquérir, à la faveur de cet exercice libre, une vigueur qui lui permettra de marcher beaucoup plus tôt. C'est ainsi qu'on voit souvent les jeunes nègres se tenir sur leurs jambes à l'âge de trois à quatre mois.

ARTICLE III.

Du berceau.

Le berceau est à la fois, un meuble de luxe et d'amour; la jeune femme, qui depuis long-temps en a rêvé l'usage, l'a paré de toute sa coquetterie : là doit reposer une partie d'elle-même, plus qu'elle-même! Emue, palpitante de joyeuses espérances, elle n'a de génie que pour embellir ce tabernacle, où toutes les voluptés sont bientôt rassemblées par sa maternelle prévoyance. Mais, ce qui honore le cœur, n'est pas toujours approuvé par la raison. De cette abondance d'objets réputés utiles, naît souvent un grave inconvénient, celui d'amollir outre mesure, la couche de l'enfant, et de le trop couvrir, double cause débilitante.

La mère prudente couchera sa fille sur un lit de fougère sèche, ou de balle d'avoine, fréquemment renouvelée, pour éviter l'humidité. Un couvre-pied d'une moyenne épaisseur, un mince édredon par-dessus, suffiront pour entretenir une chaleur salutaire. Enfin, des rideaux légers, qu'on entr'ouvrira en les superposant, amortiront l'éclat du jour, et préviendront les courants d'air. D'ailleurs, point de balancements, qui sont une fâcheuse habitude ; l'enfant qu'on y accoutume, se plaint si on les néglige, et bientôt, on ne sait plus si ses cris sont l'expression d'une douleur ou d'un caprice. Un sommeil produit par l'action magnétique du berçage, peut avoir quelques inconvénients ; un sommeil naturel répare et convient toujours.

ARTICLE IV.

De la marche.

Une foule de moyens sont mis en œuvre, pour amener les enfants à la station debout, et à se servir, pour la marche, de leurs membres inférieurs ; le plus certain, le plus prompt et le moins dangereux, est de les mettre en demeure d'agir seuls. Abandonnés de bonne heure et souvent, sur une pelouse ou un tapis, ils s'y roulent bientôt ; peu à peu, ils se servent des mains, comme d'appuis, pour s'exhausser, puis s'élancent ainsi en avant, en arrière, prennent confiance en leurs forces, qu'un instinct de nature leur apprend à ne point dépasser ; puis enfin, se lèvent victorieux sur leurs pieds ! Nous avons vu tel enfant, pour lequel nous avions conseillé cette méthode, se promener à sept mois, sans autre soutien que le meuble d'un salon! Cette gymnastique du premier âge, est au reste, des plus salutaires pour tout l'organisme.

ARTICLE V.

De la gymnastique.

Le mouvement, est l'âme de toute la nature, et il n'est point d'être auquel il soit plus nécessaire qu'à l'enfant; ce besoin se manifeste chez lui, d'une manière incessante; c'est lui qui l'élève et le fortifie; aussi, dès que ses membres ont acquis la force de se prêter aux différents modes de locomotion, il faut se hâter de les faire agir.

La mère mènera donc sa fille au gymnase, et lui fera alors, aborder graduellement toute espèce d'exercices : les ascensions, les suspensions, les sauts méthodiques, les courses, les inclinaisons vertébrales, les évolutions en avant et en arrière, les extensions en sens divers; en un mot, tout ce qui peut provoquer le jeu de l'appareil musculaire, sera mis en pratique, afin de lui donner de la souplesse, du ton, de l'énergie. Ces qualités suffiront souvent, à garantir le corps d'une foule de lésions, et surtout, à protéger les organes sexuels contre l'action des secousses, des mouvements brusques, dont nous avons ailleurs apprécié tous les dangers.

On demandait à Lycurgue, dans quel but il imposait aux jeunes filles, des exercices physiques tels que lutter, courir, lancer le disque et le javelot. « Je veux, répondit-il, que le germe de la maternité, poussant de puissantes racines, dans des corps robustes, prenne un beau développement, et que les femmes elles-mêmes, fortement préparées à l'œuvre de la reproduction, en supportent les labeurs avec facilité; qu'enfin, si la nécessité l'exige, elles puissent combattre pour elles leurs enfants et leur patrie (1). » Tout le monde sait quel fut le résultat des soins de ce sage législateur; la brillante génération de son siècle a rendu témoignage de l'excellence de ce système. Tout en contribuant à la perfection du corps, la gymnastique délasse l'esprit, et le rend plus propre au travail.

---

(1) *Ut in valido corpore fœtus validas agens radices, pulchre adolescat, ipsœque deinde mulieres robore in partu fretœ dolores facile sustineant atque superent, etc.*

ARTICLE VI.

De l'exercice.

L'exercice est utile en toute saison, quand on s'y livre modérément; nous le recommandons en conséquence, aux filles et aux femmes mariées, en faisant observer, toutefois, que le milieu du jour est le meilleur moment pour les promenades d'hiver, et le matin ou le soir, pour celles d'été. Il serait imprudent de provoquer par l'abus d'un exercice quelconque, une transpiration excessive; le but du mouvement doit être d'entretenir une chaleur modérée qui, amenant une légère moiteur à la peau, l'entretient dans un état convenable d'élasticité et de souplesse; il doit être encore, de fortifier les membres, en leur imposant l'habitude de l'action, d'activer la circulation, d'exciter les fonctions digestives, et de prédisposer à un sommeil calme et réparateur; il n'est pas, jusqu'à ses effets moraux, qui n'aient une immense portée : la distraction, l'occupation curieuse et variée des sens, les pensées fugitives, cette extase de l'âme en présence des beautés de la nature, tout cela réagit sur l'économie générale, et livre son contingent dans la formation de la femme forte.

ARTICLE VII.

Du grand air.

Que si, au contraire, une fille reste casanière et immobile, respirant un air impur, s'acclimatant à une atmosphère d'intérieur ; elle est exposée à toutes sortes d'inconvénients dès le moindre contact d'un air nouveau. Ses chairs empreintes de flaxidité et de pâleur manquent de réaction ; l'appareil respiratoire puise dans un air vicié, des éléments propres à altérer la composition du sang ; la circulation est lente, les sécrétions languissent, la chaleur est insuffisante ; nul développement de force ne s'ensuit ; enfin, c'est une existence sans vie !... Ouvrez donc les fenêtres, les portes ; que le grand air arrive à ces jeunes poumons ! qu'ils l'aillent chercher au loin, dans les jardins, les montagnes, les prairies, au milieu des fleurs et de la verdure ; et au lieu d'une femme chétive qui, après quelques années de mariage, sera exposée à toutes les maladies de matrice ; vous aurez encore, la femme forte, dont les organes sains et énergiquement constitués, émettront une génération belle et riche de santé comme elle.

La force ! c'est là le problème à résoudre, ce doit être le but de la constante sollicitude des familles ; la force est le premier soutien de l'existence ; c'est elle qui la prolonge, en augmente les agréments, et en diminue les peines ; sans la force, la jeune fille est victime des moindres événements de la vie, et la femme plie ou succombe sous le fardeau de la maternité !...

ARTICLE VIII.

Du corset.

Nous ne voulons pas faire des Spartiates de nos femmes, nous voulons leur laisser les allures gracieuses de leur sexe, selon nos régles de bon goût ; mais nous voulons aussi, les orner d'une santé qui sera un joyau de plus dans leur parure. Sans proscrire absolument le corset, nous recommanderons donc, la plus grande précaution dans l'emploi qu'on en fera. Qu'on en n'use, au plus tôt, qu'après la nubilité déclarée ; qu'il soutienne, quand le corps commence à les dessiner, des formes qui sont un charme si justement apprécié chez elles ; mais qu'il ne les comprime pas. Nous en avons dit assez sur cette machine, dans le début de cet ouvrage, pour n'avoir pas à y revenir ; nous y renvoyons les personnes prudentes et nous arrêtons là.

ARTICLE IX.

De la propreté, des bains, des frictions.

Dès sa naissance, une fille doit être entretenue dans la plus grande propreté ; il ne saurait y avoir d'excès dans cette partie de son hygiène. Les premières lotions, qui seront tièdes, pourront être mêlées d'un quart de vin ; peu à peu, et à mesure qu'elle avancera en âge, on en abaissera la température ; on la baignera de temps en temps à l'eau douce et tiède ; plus tard, on l'accoutumera par degrés, aux bains froids qui, sagement employés, lui seront fort salutaires, et qui lui fourniront l'occasion de se livrer à la natation, exercice lui-même des plus fortifiants et des plus sains. Au sortir de ces bains, les frictions seront du meilleur effet, elles dégagent la porosité cutanée, déterminent une réaction favorable en rétablissant la chaleur normale, et secondent puissamment, tous les progrès du développement.

Mais la propreté ne borne pas ses exigences à ces seuls moyens de lavage, et d'ailleurs, en bonne hygiène, leur emploi a ses limites. Le linge tient la première place parmi leurs auxiliaires. On aurait beau se nettoyer par des lotions, des immersions sans nombre ; si l'on se recouvrait ensuite, d'une chemise sale ou de vêtements crasseux, on n'atteindrait qu'imparfaitement son but, et ce système comporterait en lui, un dangereux abus. Pour être conséquent, il faut après le bain, se servir de linge frais, et généralement, en changer souvent ; c'est ainsi qu'on aide au travail de la peau, et qu'on favorise d'une manière efficace, l'issue et la dispersion de l'humidité dépuratoire qu'elle perspire habituellement. La matière, la couleur, la forme des diverses parties de l'habillement, ne sont pas, non plus, choses indifférentes ; nous allons examiner rapidement, ces diverses questions.

ARTICLE X.

Des vêtements.

Si la nature nous avait destinés à vivre dans l'état de nudité, ainsi que les animaux ; elle nous eût vraisemblablement pourvus d'un du-

vet quelconque, pour nous défendre contre
l'intempérie des saisons et des climats; tout,
au contraire, dans notre organisation, semble
révéler une volonté différente : l'existence cos-
mopolite de notre espèce, la délicatesse extrême
de notre enveloppe, son excessive impressionnabilité, l'importance de ses fonctions, ont dû,
de toute nécessité, porter les hommes à chercher abri sous un accoutrement; et quand bien
même, cette imperfection serait l'œuvre des
effets abortifs de la vie sociale; ce n'en est
pas moins aujourd'hui, un besoin loi, dans
presque tous les pays. D'abord simples dans
leurs formes, les vêtements n'avaient d'autre
but que de garantir le corps des injures de
l'air; mais plus tard, on en fit un objet de luxe;
et depuis, la mode, cette divinité capricieuse,
les modifia sans cesse, et pour les femmes surtout, ils devinrent une source permanente de
perfectionnements et de dangers. Nous es-
sayerions en vain, de combattre cette formida-
ble puissance; elle a aujourd'hui, l'empire du
monde. Que du moins, elle entende quelques-
uns de nos conseils!..

Le linge qui adhère immédiatement à la peau,
doit être invariablement blanc. Les tissus de
lin ont eu longtemps la vogue; ceux de coton se

firent enfin accueillir, et nous sommes tentés de nous prononcer en faveur de ces derniers, tant à cause de leurs qualités absorbantes, qu'en raison de ce qu'ils ne condensent pas si vite la sueur, que les premiers. Ceux-là sont meilleurs conducteurs du calorique; ceux-ci ne causent pas cette sensation de froid si désagréable, et souvent si funeste après une abondante transpiration. Nous en conseillons donc l'usage aux femmes, depuis le berceau jusqu'à la décrépitude.

Porter de la flanelle sur la peau, a incontestablement, des avantages immenses; cependant, c'est se donner une habitude que telle circonstance imprévue de la vie peut forcer d'abandonner, et cette suppression a ses risques. D'un autre côté, c'est encore se priver d'une ressource, si un jour son emploi devient utile, comme moyen thérapeutique, attendu que le corps fait à son usage, n'en éprouve plus l'influence comme dans une application accidentelle. Nous ne conseillons donc absolument la flanelle, qu'aux personnes faibles, maladives, ou à celles dont les fonctions de la peau ne s'opèrent qu'imparfaitement, soit en raison du climat qu'elles habitent, soit à cause de l'insuffisante activité de leur organisation.

Dans l'enfance, tout doit être lâche dans le vêtement. Que la coupe, la forme des habits des jeunes filles, tiennent toujours à cette règle; et plus tard, les plus sages seront celles qui s'en écarteront le moins.

Tout le monde sait et l'expérience a mis hors de doute que les étoffes de couleurs foncées, absorbent plus de rayons solaires, que les blanches et que celles de couleurs claires. En conséquence, nous engageons les femmes à se servir des premières en hiver, ou dans les climats froids, et des dernières en été, ou dans les pays méridionaux.

Si l'on peut, dès le premier âge, accoutumer les jeunes filles à n'avoir d'autre coiffure que leur chevelure ordinairement fort épaisse, on leur rendra service; quel que soit l'objet dont on leur couvre la tête, il est nécessaire qu'il ne soit pas trop lourd, qu'il laisse passage à l'air raréfié, et que les ligatures qui le soutiennent ne compriment pas les veines jugulaires.

Enfin, nous signalons comme meurtrières, les robes à manches courtes, ou qui livrent la poitrine nue, à toutes les intempéries de l'air; et si la mode, ce tyran des sociétés modernes, élève la voix plus haut que nous, chez les jeunes femmes, nous les conjurons du moins, au nom de leur santé, de ne se découvrir qu'à la haute température des salons, et aux tièdes brises de l'été.

ARTICLE XI.

Du séjour à la campagne.

L'air vif et pur des champs exerce une telle influence sur la constitution, que nous ne saurions trop recommander le séjour de la campagne pour les jeunes filles, au moins pendant leurs premières années. Cette opinion n'a pas besoin d'être discutée; les villageoises présentent en général, par leur stature vigoureuse, et leur santé florissante, la plus complète apologie qu'on en puisse faire. Il ne faut d'ailleurs, que réfléchir pour comprendre que là, les poumons ont un aliment plus copieux et plus sain, que la liberté n'est pas bornée par l'étiquette sociale, que les ébats sont plus faciles, que le théâtre est plus large pour toute espèce d'exercices et d'innocents plaisirs, et que l'ensemble de ces conditions, forme autant d'éléments de force et de progrès.

ARTICLE XII.

De l'instruction.

L'âge arrive enfin, où l'instruction devient nécessaire ; quand on a tout fait pour la majesté des formes d'une jeune fille, il serait déplorable que son esprit n'y répondît pas. Il faut donc éclairer, il faut maintenant développer l'intelligence. C'est sans efforts, qu'on doit obtenir cet important résultat ; il faut se bien garder de donner dès l'abord, à ce nouvel exercice tout moral, une couleur de travail ; la curiosité, l'intérêt, l'émulation, sagement excités, sont les plus sûrs garants de succès. Au début, il faut demander très-peu, et s'arrêter surtout, avant l'ennui et la lassitude. Par ce procédé, on arrive à faire de l'instruction, un nouveau jeu auquel l'élève demande elle-même à revenir ; en peu de temps, l'amour-propre joue son rôle de concert avec l'instituteur, et loin de produire le dégoût, l'étude devient une habitude, un besoin, qu'il faut encore tenir adroitement sous le frein, afin de l'entretenir.

Le cerveau prend alors de la consistance ; les organes de la pensée, pour n'avoir point été soumis à un labeur au-dessus de leurs

forces, ont acquis par un exercice modéré,
le degré de maturité propre aux conceptions
plus grandes ; ici, le système sera modifié sans
inconvénient ; on pourra appeler *travaux in-
tellectuels*, les opérations auxquelles se livrera
désormais la jeune émule des beaux génies de
son sexe ; ambitieuse de savoir, son imagination ne s'effrayera plus des conditions nécessaires à son triomphe. Cependant, que la sagesse préside toujours à ces élans de courage ;
une course trop rapide, sans point d'arrêt,
fatigue et tue.

Il sera bien, en conséquence, de faire un
budget de son temps : dans la belle saison, elle
se lèvera de bonne heure, elle écoutera le ba-
bil des oiseaux, en se promenant dans un jar-
din, pendant une demi-heure ; cela suffira pour
dégager le cerveau des vapeurs de la nuit ;
elle pourra alors étudier durant quelques
heures ; le repas du matin viendra ensuite ;
puis une courte récréation. On alternera ainsi,
par une juste distribution de temps, les études
différentes, les repas et les repos ; ayant soin,
toutefois, de terminer par une promenade,
chaque période diurne, et de reporter aux
heures matinales, les travaux arides et compliqués.

Ainsi, nous l'affirmons, le moral se formera sans secousse et sans danger pour le physique; ainsi, par un judicieux partage des moments, et en appelant successivement en scène, les diverses facultés, l'esprit et le corps se développeront à l'unisson de force et de santé : les cruelles réactions d'études mal dirigées, n'exerceront pas leurs ravages sur la constitution ; et l'imagination pleine de sagesse et de candeur, défendra la jeune fille contre les tristes et déplorables effets de l'éveil précoce des organes si éminemment sympathiques de la génération.

ARTICLE XIII.

Des arts d'agrément en général, et de la musique en particulier.

De nos jours, une jeune personne n'est pas réputée bien élevée, si elle ne possède quelques arts d'agrément. Artiste ! artiste ! ce mot magique efface toutes les renommées et domine le brouhaha du salon; son euphonie captive toutes les oreilles; chaque famille veut dans sa fille, un Amphion ou un Apelles ! Certes, nous aimons les talents d'agrément; nous ne proscrirons point le dessin, la peinture, la musique, charmants appendices de l'éducation de nos dames; mais, dans l'intérêt de leur santé, nous émettrons le vœu que jamais elles n'en poussent l'amour jusqu'à la passion. Que si une femme se sent organisée pour manier la palette de Rubens, ou la lyre d'Apollon, elle ne s'abandonne au feu de son génie, que dans la proportion de ses forces physiques; qu'elle sache bien que, douée d'une sensibilité si exquise, si sujette aux impressions vives et profondes, elle brisera sa vie aux énergiques efforts que commande le délire artistique!

La musique surtout, contribue puissamment, par les émotions pénétrantes et réitérées qu'elle procure, à faire prédominer les systèmes nerveux et lymphatique, et à imprimer dans la constitution ce cachet de langueur, de mollesse et de romantisme, qui distingue pitoyablement la femme du monde. La société est trop évidemment, dans une fausse route à cet égard, pour que les hommes raisonnables n'arrivent pas bientôt, à reconnaître que c'est à un bon tempérament et à une santé florissante, qu'ils doivent accorder la préférence; que c'est à ces conditions qu'ils devront de n'avoir pas un intérieur attristé par des plaintes perpétuelles et une dolente et chétive progéniture.

La sagesse demande donc, que la jeune fille s'occupe modérément, d'arts et des travaux d'esprit trop appliquants. En cela, du reste, elle consultera ses forces physiques, son aptitude à ces études, et l'influence qu'elles exerceront sur elle. Mais, qu'elle laisse passer sans envie, ces rares exceptions qui, à travers mille écueils, lancent au ciel leurs noms couverts de gloire. Un talent modeste, une auréole de candeur, pareront toujours d'assez d'éclat leur front de vierge.

ARTICLE XIV.

De la société.

Nous avons déjà blâmé dans notre premier chapitre, le pernicieux usage d'introduire, encore enfant, une jeune fille dans le monde ; nous ne pouvons nous dispenser, tout en rappelant ce que nous en avons dit, de ramener un instant l'attention sur ce point, à propos d'hygiène.

L'être si faible encore, qu'on livre imprudemment aux impressions, au magnétisme de la société (qu'on nous passe le mot), y a non-seulement tout à redouter pour ses habitudes, sa tournure d'esprit, ses mœurs ; mais encore, pour ses développements physiques. Sa liberté restreinte au maintien systématique, aux froides allures de salon, n'est plus cet utile auxiliaire de son âge, qui ouvre un large champ à son activité, à ses exercices, et contribue si puissamment, aux progrès matériels de son corps; on lui substitue la fatigue passive, compagne obligée de la vie mondaine, les veilles avec leurs excitations et leurs courbatures, et subséquemment, on imprime à la constitution une prédominance lymphatique et nerveuse, et une sorte de détente vitale, toutes conditions qui la prédisposent aux maladies des voies utérines.

Et qu'on n'aille pas croire qu'aux jeunes filles seulement, s'appliquent nos remarques sur les dangers de la société; les adultes, les épouses de tous âges, auront à en craindre l'influence, si elles ne la tempèrent par une grande modération dans la part qu'elles prendront à ses plaisirs : les bals ne sont-ils point là, avec leurs lassitudes et leurs insomnies; les spectacles, avec leurs émotions et les miasmes qu'on y respire; les concerts, avec leurs enivrements et leurs excitations nerveuses; les jeux, avec leurs poignantes étreintes et leurs cuisants remords?... Tout cela a une réaction plus ou moins directe sur la matrice; et les femmes de tout âge, feront bien d'y prendre garde : la société est un beau feu d'artifice qui, vu de loin, a son charme sans danger; mais qui brûle et dévore quiconque ose toucher à son foyer.

ARTICLE XV.

Du repos au lit.

Le but du lit est de réparer par le sommeil, les pertes que le corps a faites pendant ses travaux et ses veilles; il est un meuble d'utilité, non de volupté. Si, dénaturant ce compensateur, on en fait un instrument de mollesse et de sensualité, il cesse de produire son salutaire effet, et devient au contraire une source d'épuisement et de faiblesse; c'est alors qu'on a raison de dire que la couche est un nid d'infirmités !

Dans le premier âge, l'organisme plus délicat et en voie de développement, sujet d'ailleurs, à des déperditions plus fréquentes, sollicite de plus abondantes réparations; on doit y proportionner le sommeil; mais plus tard, en tenant compte toutefois, des fatigues et des circonstances accidentelles, le temps du repos doit être moins considérable : ainsi, l'enfance a besoin de dormir *dix à douze heures* par jour; les adultes, de *huit à dix*; et le *tiers de la journée* suffira largement, à la maturité. Au delà de ces limites, tout prétendu repos au lit, est un abus qui jette dans l'indolence. Cette abstention prolongée d'exercice, au milieu de transpirations énervantes, produites par la chaleur d'une couche souvent couverte à l'excès; l'inspiration d'un air chargé d'émanations animales, et déjà cent fois dépouillé d'oxygène, par les poumons, peuvent être considérées comme autant de causes prochaines de débilitation.

Ajoutez à cela l'état congestif et d'agacement nerveux, que le séjour prolongé au lit, excite dans les organes sexuels; les idées lascives qui y viennent si souvent assiéger l'imagination; et vous en comprendrez aisément, tous les dangers.

ARTICLE XVI.

De la puberté.

Dans nos climats, une fille devient généralement nubile, de douze à quinze ans. Bien que d'ordinaire, la crise cataméniale ait sa résolution sans accident, quand le sujet est bien portant ; cependant, cette époque a ses dangers. Parfois, des symptômes d'une nature alarmante, révèlent l'apparition prochaine de la première menstruation : ce sont chez les filles robustes : les *céphalalgies*, les *chaleurs subites à la face*, les *bourdonnements d'oreilles*, les *étourdissements*, l'*absence de sommeil*, les *pesanteurs dans les lombes*, une *lassitude extrême dans les membres inférieurs aux moindres mouvements*, des *coliques*, des *tranchées utérines*, une *respiration difficile et suspirieuse*, le *malaise*, la *mélancolie*, et même des *convulsions*.

A cet état qui souvent réclame l'intervention de la médecine, on opposera concurremment, une hygiène sévère : le régime alimentaire sera rafraîchissant et tenu ; on écartera tout travail intellectuel ; on aura recours aux grands bains et aux bains de siége : les exercices violents, tels que les courses, les sauts, l'équitation, le cahotement dans une voiture non suspendue, seront mis en pratique, au plein air des champs. Cela suffira ordinairement.

Si le sujet est faible, les symptômes ne diffèrent guère que par l'intensité : quelques congestions vers l'encéphale ont lieu, mais avec moins d'énergie; les battements artériels sont moins forts, le pouls est sans vigueur; les joues s'animent et se décolorent alternativement; les yeux se cernent, ils ont une expression très-prononcée de langueur et d'abattement : la jeune fille en cet état, devient exigeante, capricieuse; n'aime rien, veut de tout; rit et pleure sans cause apparente, s'irrite du moindre obstacle; enfin, elle a quelques fleurs blanches.

Pour ce second cas, nous conseillerons aussi les exercices à pied, à cheval et en voiture, en faisant observer, toutefois, qu'il faut les mesurer aux forces de la malade. Elle prendra des bains de siége, mais très-chauds. Son régime sera tonique, excitant, réparateur; à cet effet, on emploiera les viandes rôties, les vins de Bordeaux, le thé et le café purs. Du reste, la distraire, en éloigner toute cause d'affliction, seront l'objet de l'attention soutenue des personnes qui l'entourent.

Inutile de dire qu'une fois le flux établi, tous moyens violents, tels que l'équitation, les secousses, la marche rapide, etc., doivent être suspendus; leur continuation, pendant sa durée, pourrait disposer la matrice à de trop fortes et trop fréquentes congestions, et à des pertes abondantes. Mais on doit veiller avec le plus grand soin, à ce qu'il ne s'arrête subitement. A cette fin, la jeune nubile évitera toutes les imprudences : l'humidité, le froid, les émotions vives, les frayeurs, et tout ce qui pourrait produire en elle quelque révolution.

La simple réflexion fera comprendre tout ce qu'auraient de funeste pour les organes de la génération, et l'insuccès des efforts hémorragiques que la nature dirige sur eux, et toutes les causes qui tendraient à exagérer excessivement ce travail : il faut donc y apporter toute sa surveillance.

ARTICLE XVII.

Du mariage.

Nous avons pas à pas, et sous l'aile de l'hygiène, mené la jeune fille, de son berceau à sa puberté ; nous allons à présent aborder la question du mariage. Ici, nos conseils seront plus graves encore, à raison des influences plus directes, plus immédiates, qu'il peut avoir sur le sujet de cet ouvrage; c'est ici surtout, que nous rentrons plus particulièrement dans sa spécialité.

Hier, la jeune fille était enfant; aujourd'hui,

une révolution complète s'est opérée en elle : elle peut être épouse, elle peut être mère !.... mais s'ensuit-il qu'il lui faille aussitôt user de cette faculté? Non, sans doute. La nature, cette sage monitrice qui lui a révélé sa mission, emploie souvent dans ses avis, la forme parabolique; elle dit : *Je vous ai donné un champ, je vous ai donné du grain; mais ne semez pas avant la saison. N'employez votre terrain qu'après l'avoir bien préparé, et suffisamment engraissé; sinon, il sera stérile, ou l'ivraie sera mêlée à votre récolte...*

En effet, le mariage est une période naturelle de la vie humaine; mais qui ne doit prendre cours qu'au temps rationnel, c'est-à-dire, lorsque le corps, sol sur lequel doit germer une noble moisson, aura lui-même acquis toutes les conditions de puissance nécessaires à la produire forte et saine, et à la conduire à maturité. Or, il y a loin de l'état d'une jeune nubile, à la perfection organique que réclame la gestation; elle est alors en pleine croissance, et a besoin de toute l'activité de son économie pour ses propres progrès; de quoi donc le germe humain tirera-t-il sa substance? Et si le fœtus absorbe ce qui est utile à sa formation, que lui restera-t-il pour elle-même ? Ce dilemme est sans issue : l'un ou l'autre doit pâtir ; et dans le fait, tous deux pâtissent : l'enfant est mal alimenté ; la mère dépérit, et la matrice si délicate alors, dont les liens si faibles encore, suffisent tout au plus à la soutenir, succombe sous le poids nouveau qui la surcharge !

— Quand on pense à tout ce que la femme enceinte doit donner de sa propre vie, au fruit qu'elle porte ; quand on considère que des organes à peine consistants, ne peuvent parfaire l'œuvre qu'on leur impose, où ne l'accomplissent qu'en se ruinant : n'est-on pas frappé de la légèreté coupable avec laquelle on livre tant de jeunes existences, aux chances de cette laborieuse fonction ? et ne conçoit-on pas toute l'importance, toute la nécessité de la force physique d'une fille, et par conséquent, de son entier développement, avant d'en faire une épouse ? Par quelle terrible fatalité n'avons-nous point d'yeux pour nos fautes, et point d'entrailles pour nos victimes ?

Qu'on observe les phénomènes de la génération en dehors de notre espèce, on verra partout, les sages enseignements de la nature, dominer les instincts : nulle race d'animaux, excepté la nôtre, ne vaque à la reproduction, qu'à l'état parfait de ses organes ! La plupart des plantes elles-mêmes, ne nous offrent leurs fleurs et leurs fruits, qu'au dernier degré de leur croissance. Ne sont-ce pas là, des leçons dont nous devrions profiter ?

Pour les jeunes filles, d'ailleurs, qui pendant leur adolescence, ont été sujettes à quelques affections dartreuses ou lymphatiques dont le principe morbide disparaît souvent avec les premières évacuations menstruelles ; croit-on que cette fonction dès son début, ne soit pas éminemment dépuratoire ? croit-on que la conservation de ce sang vicié, soit d'un effet bien salutaire ? pense-t-on qu'il vaut mieux pour l'embryon qui s'en nourrit ?.... Nous disons, nous, que c'est un poison pour l'un et l'autre, et qu'il est, en conséquence, de la plus grande urgence d'en attendre et d'en favoriser l'émission.

Le retour périodique pendant quelque temps, des congestions sanguines dont la matrice est maintenant le siége, est en outre, une espèce de noviciat au rôle plus pénible qu'elle est appelée à remplir ; la prévoyance de notre mère commune n'a pas voulu qu'elle eût à supporter presque simultanément deux assauts, mais que l'un prédisposât à l'autre. Ainsi, par l'emploi progressif de ses moyens, cet organe. arrive à produire sans péril, ses plus énergiques efforts.

Si le mariage prématuré a ses risques, il n'y en a pas moins à le reculer au delà de certaines limites ; à un âge trop avancé, les voies utérines manquent de souplesse, et pour n'avoir point été entretenues dans leurs facultés, par un exercice opportun, il arrive bien souvent, si elles n'ont tout à fait perdu l'aptitude à remplir l'œuvre qui leur est dévolue, que la première grossesse et surtout l'accouchement présentent des difficultés et des dangers réels. Cette situation est grave. Le défaut de souplesse et de dilatabilité des organes, gêne le fœtus et provoque de fréquentes fausses couches, donne quelquefois des enfants rachitiques ou difformes, et excite souvent aussi, de sérieux désordres dans la matrice.

Bien assortir les âges, est aussi une chose à laquelle il faut veiller ; cette importante condition est généralement trop négligée ; de là, des dégoûts moraux, des négligences, des stérilités, des inconduites ; de là, quelquefois aussi, des habitudes funestes dont les réactions sur la matrice, sont incalculables.

Le mariage une fois établi sur ces bases

principales ; il reste à en remplir les devoirs naturels avec loyauté, mais avec modération. Au point de vue hygiénique, le rapprochement des sexes est d'une utilité incontestable ; cependant, l'abus en est si voisin, qu'on ne saurait trop se prémunir, contre la pente douce et séduisante qui conduit aux excès dans ce genre ; écoutons la grande voix de la nature, mais seulement quand elle ordonne ; et ne l'appelons pas, surtout par des excitations artificielles quelconques, c'est la route de l'abîme !...

En général, les jeunes épouses doivent se livrer à de fréquents exercices judicieusement mis en rapport avec leurs forces. Elles doivent respirer un air pur et libre ; ne rechercher qu'avec une extrême réserve, les sensations trop vives des spectacles, de la musique, des lectures attendrissantes ; en un mot, tout ce qui dispose au sentimentalisme et au tempérament nerveux et lymphatique. Elles doivent être sobres de bals, surtout de ceux qui entraînent les veilles prolongées, qu'elles feraient bien d'exclure absolument. Il faut qu'elles s'abstiennent d'un trop long séjour au lit, qu'elles fuient l'isolement et l'ennui ; qu'elles s'adonnent aux conversations gaies, aux lectures utiles sans être graves, et à tout ce qui peut entretenir en elles, une joie douce, une existence calme.

Leur temps doit être partagé entre leurs occupations d'intérieur, de ménage, des distractions variées et rapides, et des promenades à pied et en voiture, quand les menstrues n'y mettront pas obstacle. Elles feront bien, si leur position le permet, de voyager de temps en temps ; elles devront observer un régime plutôt tenu qu'immodérément tonique, apporter à l'entretien de leur propreté, les plus minutieux scrupules, y employer, comme moyens, les bains tièdes et frais quelquefois ; enfin, écarter de leur toilette, tout ce que la mode peut amener de dangereux pour la santé générale du corps.

Aucune de ces précautions n'est à mépriser, malgré leur apparente insignifiance aux yeux de la société. Pour se rendre compte de leur nécessité, il faut considérer la femme en ce qu'elle est : sa santé dépendante d'un phénomène mensuel ; sa constitution infiniment plus délicate que celle de l'homme ; sa texture plus fine et plus nerveuse, ce qui la rend si prodigieusement accessible à toutes les impressions ; son moral où prédomine toujours le sentiment, ce qui la rend esclave de ses sensations, et souvent victime des élans de son cœur; enfin le défaut d'énergie et de mâle réaction, qui est le cachet de tout son organisme.

On comprendra alors, comment la privation de sommeil la débilite; comment la fatigue l'échauffe; comment la nonchalance et l'inaction l'énervent, et impriment à ses chairs, une flaccidité qu'augmente encore la vie retirée dans un air concentré. On saura pourquoi les frayeurs, les surprises, les émanations diverses, ont sur ses tissus, un retentissement profond et électrique; pourquoi le froid lui est fatal; pourquoi le chagrin la tue, etc., etc.; tandis qu'un exercice raisonnable, une vie tranquille et réglée, d'agréables rapports, une habitation saine, auront pour elle, les effets les plus salutaires, et la rendront capable d'être mère sans danger, en lui assurant la force qu'on lui a préparée dès son enfance, par une sage hygiène.

ARTICLE XVIII.

De la grossesse.

Est-il besoin de dire aux jeunes femmes, dont les qualités affectueuses, généreuses, abnégatives, sont en général, si éminemment le partage, qu'une fois enceintes, elles se doivent entièrement au fruit qu'elles portent? Non, sans doute! Si nous n'avions à leur apprendre que cela, nous ne leur ferions pas l'injure d'un avis que leur cœur sait donner avec plus d'éloquence ; mais leur inexpérience est capable de bien des fautes, celle-ci a besoin d'un guide : c'est à elle que nous parlerons.

Au point de vue de cet ouvrage, il semblerait que nous dussions renoncer ici, à toute allusion à l'enfant, et n'y envisager la grossesse qu'en ce qu'elle peut comporter de causes d'affections de matrice ; cependant, ces deux intérêts sont liés d'une façon si étroite, que parler de l'un, c'est nécessairement traiter de l'autre. On comprendra très-bien, en effet, que tous les soins hygiéniques propres à protéger la femme enceinte, et à mener son travail à une fin heureuse, concourent avec autant d'efficacité au développement normal du germe qu'elle porte dans son sein.

Dans ce double but, nous conseillerons aux femmes grosses la plus stricte observation des règles générales de l'hygiène; de plus, d'éviter les sauts, les secousses, le cheval, les courses rapides, les efforts, les fardeaux, les fatigues, les veilles, les bals, le froid, l'humidité, et surtout, les compressions du corset. Nous leur recommanderons le grand air, les promenades fréquentes et courtes, le plus possible à pied; une alimentation suffisamment réparatrice et de facile digestion; un repos plus long, sans excès. Elles devront continuer à vaquer aux soins de leur maison, en évitant toujours les écarts, les mouvements brusques, etc. Leurs occupations, soit physiques, soit intellectuelles, ne devront être, ni trop assidues, ni trop appliquantes; on les entremêlera de beaucoup de distractions. La contrariété, la colère, sont fort à craindre, ainsi que toutes les fortes émotions; c'est aux personnes qui entourent les femmes enceintes, à employer toute leur vigilance pour en éloigner les causes.

Tous les conseils qui précèdent, ont principalement pour but de prévenir les fausses couches; mais il est des femmes qui paraissent si extraordinairement prédisposées à ces accidents, que leur manière de vivre doit être

complétement changée pendant leur grossesse.
Le repos absolu devient alors indispensable ;
il faut redoubler d'attention pour éviter les
frayeurs, les surprises, etc. Les unes exigent
une nourriture excessivement succulente ; les
autres, un régime tenu et léger, les vêtements
qui tendent à comprimer le ventre, quelque
peu que ce soit, doivent être interdits.

Des désirs plus ou moins intenses, plus ou
moins extravagants, assiégent souvent les femmes durant leur grossesse ; tant qu'ils sont
sans danger pour elles ou pour le fœtus, on
fera bien de les satisfaire ; mais, s'ils ont un
autre caractère, il serait de la dernière imprudence d'y accéder. On prétend, dans le monde,
que ce refus peut laisser quelque trace sur
l'enfant ; ceci n'est qu'un préjugé : on peut
toujours, on doit même, refuser une chose
nuisible ; seulement, pour ne les point irriter,
il faut argumenter avec douceur, et tâcher
d'entraîner leur conviction par adresse.

ARTICLE XIX.

De l'accouchement et de ses suites.

L'accouchement est le dernier terme de
l'œuvre de la reproduction. Cette crise, bien

que naturelle, est souvent fort grave, et demande les plus grands soins; mais, comme
une personne de l'art est généralement indispensable dans cette circonstance, nous n'avons
rien à dire à ce sujet.

Nous recommanderons seulement, d'avoir
pour la femme en couche, tous les égards et
les ménagements que réclame son état; nous
nous élèverons contre ces remèdes ou pratiques
de commères, qui ont pour but de précipiter
le travail. La conversation devra tendre à donner du courage et de la patience à la jeune
femme, à lui donner de la confiance dans
l'heureuse issue de sa position. Que les personnes qui l'environnent, se gardent bien d'éveiller
ses craintes par des histoires indiscrètes, ou
de frapper son imagination d'une manière
quelconque. Que rien autour de la femme en
gésine, ne la gêne, ne l'inquiète, ne la con-
trarie.

Après la parturition, toute l'économie a
souffert; mais la matrice, où vient de se con-
sommer un si rude travail, est surtout le point
fatigué et affaibli. Aussi, doit-elle être le principal objet de la sollicitude de l'accoucheur et
de l'accouchée. Il n'est pas, dans cet état, de
petites imprudences : la plus légère prévarica-

tion aux prescriptions du médecin, peut être bien fatale. Le lit, la diète, la propreté, les boissons délayantes pendant les premiers jours, sont des lois d'hygiène qu'on ne braverait pas impunément.

L'organe qui, tout à l'heure, fut ébranlé par tant de secousses et d'efforts musculaires; maintenant volumineux et lourd; aux tissus amollis, congestionnés; aux liens relâchés, prescrit impérieusement le repos dans la position horizontale, loin du bruit, du grand jour et de toute excitation, tant physique que morale.

Cette situation, à laquelle on ne peut assigner de terme absolu, doit durer tant que le médecin le trouve nécessaire. Enfin, quand les aliments sont permis, ainsi que la position verticale et la marche, il faut apporter à tout cela, beaucoup de prudence et de modération; une indigestion, un mouvement brusque, une trop longue station debout, quand la matrice est si peu raffermie encore, peuvent avoir pour elle, les suites les plus funestes.

Tout ce que nous venons de dire des soins à donner aux nouvelles accouchées, est également applicable aux femmes dans les cas de fausses couches. Nous avons vu ailleurs, combien ces accidents étaient féconds en suites fâ-

cheuses pour la matrice ; on ne saurait donc
trop s'appliquer à les prévenir, surtout chez
les jeunes femmes qui y seraient prédisposées
par une faiblesse de tempérament ; ce n'est pas
trop d'exiger d'elles, un repos et un traitement
sévèrement observés, jusqu'à ce qu'on ait acquis la certitude que la matrice est rentrée
dans les conditions normales.

ARTICLE XX.

De la sécrétion du lait.

Nous avons déjà longuement parlé de l'allaitement par la mère, comme moyen d'hygiène pour sa fille, et de santé pour elle-
même ; nous allons maintenant dicter à la
femme qui nourrit, les règles qu'elle doit suivre pour accomplir convenablement et utile-
ment, ce noble devoir attaché à la reproduction ; et comme nous devons malheureusement
prévoir, ou que nos vœux ne seront pas enten-
dus partout, ou qu'ils rencontreront quelquefois de véritables obstacles, nous ajouterons
des conseils pour celle qui ne nourrit pas.

La mère qui veut allaiter, a deux choses à
considérer : sa santé et celle de son nourrisson. Quant à ce qui concerne ce dernier, nous

en avons dit assez ailleurs ; nous n'y reviendrons pas. Reste donc à nous occuper de la nourrice, et à lui donner quelques avis.

La femme qui nourrit n'est, généralement, point exposée aux affections de matrice, et pour rentrer dans le sujet de ce livre, on sait que c'est une des principales raisons qui nous portent à recommander l'allaitement maternel. Nous avons, au reste, suffisamment démontré que la révulsion qui s'opère vers les mamelles, est l'expression la plus énergique de la nature en faveur d'une fonction qui doit rétablir l'équilibre dans l'économie. Les soins à donner tout d'abord, doivent donc avoir pour but, de provoquer et d'entretenir la sécrétion du lait, ainsi que d'empêcher qu'il ne s'accumule outre mesure, dans les seins.

Nous disons premièrement, que la mère peut et doit donner à téter quelques heures après l'accouchement, aussitôt que par ses cris, l'enfant en manifeste le besoin. Des praticiens prétendent qu'il est préférable d'attendre la fièvre de lait ; parce que, disent-ils, alors seulement s'établit la sécrétion de cet aliment. Ceci est une erreur, car cette sécrétion s'établit le plus souvent, bien avant l'accouchement ; c'est ensuite une faute, parce

que la succion, indépendamment de ce qu'elle
est plus facile pour l'enfant, a pour la mère
l'avantage de modérer extrêmement les phénomènes de cette fièvre de lait ; de prévenir
les douleurs aiguës qui accompagnent la distension des seins, et d'exciter la sécrétion elle-
même quand, comme cela arrive chez certaines femmes, elle est lente à se produire, et
parfois ne se ferait pas du tout, si l'on n'avait
recours à cette pratique.

Après cela, on éloignera avec le plus grand
soin de la nourrice, toutes les causes capables
d'apporter du trouble dans sa santé et des
entraves dans l'allaitement ; son régime devra
être sain, son alimentation succulente ; les
liqueurs spiritueuses, les salaisons, les mets
de haut goût, en irritant les organes digestifs,
altèrent et diminuent souvent la sécrétion du
lait. La nourrice devra prendre de l'exercice
sans fatigue, renoncer aux plaisirs du monde,
vivre d'une manière méthodique et sage,
enfin, éviter l'abus des jouissances sexuelles ;
pendant les premiers mois surtout, il sera
bien qu'elle s'en abstienne complétement ;
car alors elles peuvent avoir l'inconvénient
de provoquer le retour précoce des congestions menstruelles, et d'exposer la santé de

l'enfant, tout en nuisant à celle de la mère.

Quant à la femme qui ne nourrit pas elle-même ses enfants, elle doit s'attendre, nous le lui avons déjà dit, à payer à la nature, un tribut quelconque pour la violation de ses lois. Il faut donc, qu'après ses couches, elle se tienne en garde contre l'orage qui la menace, et qu'elle se considère comme un malade qui est à la veille d'une crise violente.

En effet, dans les deux ou trois premiers jours qui suivent l'accouchement, les seins s'arrondissent, se gonflent et se distendent douloureusement, par le lait; en même temps, un malaise général, de l'agitation, de l'insomnie, se manifestent, et une fièvre violente s'allume : c'est la fièvre de lait. Dans ce cas, il est prudent de réclamer l'intervention d'un médecin, pour veiller à ce que la crise s'accomplisse régulièrement; voici ce qu'il doit avoir en vue : tarir une sécrétion établie, et y suppléer par des évacuations auxiliaires; éviter qu'aucun organe en particulier, ne devienne le siége d'une dépuration supplémentaire trop active; enfin, favoriser le repos des parties, qui après neuf mois de fatigues, viennent d'avoir à soutenir les douloureux efforts de la parturition.

La nature, toujours conservatrice, agit encore dans cette circonstance, et par ses manifestations, sert de guide aux indications hygiéniques : la transpiration s'établit spontanément, ainsi que l'écoulement des lochies. Il faut par des boissons douces, chaudes et abondantes, entretenir ces deux grandes dépurations ; il faut en seconder les effets salutaires par une diète sévère et quelques doux laxatifs.

Bientôt alors, la fièvre s'éteint, et le calme se rétablit dans l'organisation ; le défaut de succion et la stase du lait dans ses organes producteurs, en tarissent peu à peu la source, et l'on ne tarde pas à voir les seins s'affaisser, partie par le suintement, partie par la résorption de ce fluide.

Reste un organe que la nature, que le médecin moins encore, ne peuvent replacer complétement dans les conditions du repos qu'il devait attendre de la succession régulière de tous les temps de la reproduction : c'est la matrice. En effet, et nous ne saurions trop le répéter, elle demeure dans ce cas et pendant longtemps, le centre d'une action qui prolonge ses fatigues et compromet son rétablissement. Ainsi, les lochies dont la sécrétion plus abondante et plus persistante chez la femme qui ne nourrit pas, annonce que cet organe travaille activement à la révulsion laiteuse. Puis, la congestion sanguine de retour, vient après quelques semaines, compliquer cette situation, en augmentant le gonflement et l'irritation de son tissu. Ajoutons à cela qu'il existe manifestement alors, une aptitude à concevoir beaucoup plus grande que chez les nourrices, et nous aurons la mesure de tous les soins, de tous les ménagements que réclame l'appareil utérin.

L'accouchée devra donc, indépendamment des autres précautions hygiéniques, donner plus de temps au repos; ne revenir qu'avec une extrême réserve, à sa vie habituelle; faire quelques injections adoucissantes; ne reparaître dans la société, qu'après un rétablissement bien constaté; quand il lui sera accordé de faire quelques promenades, elle devra porter une ceinture sous-abdominale destinée à soutenir le poids des entrailles et empêcher qu'elles ne pèsent sur la matrice; il faudra recommander à l'accouchée, d'éviter pendant longtemps, les sauts, la danse, la course, et tous les exercices violents; enfin, d'éloigner soigneusement, toutes les causes capables d'apporter de l'irritation dans les organes génitaux, et reculer le plus possible, l'époque des rapprochements sexuels.

ARTICLE XXI.

Du retour (*ménopause.*)

Après une longue série de souffrances, d'abnégations et de sollicitudes, la nature promet enfin à la femme, le prix de tous ses sacrifices ; bientôt une ère nouvelle va commencer pour elle ; mais, avant d'atteindre ce point où la vie se repose, il lui reste un pas glissant à faire, une barrière terrible à franchir, c'est l'époque du retour qu'on appelle aussi, avec quelque raison, l'âge critique.

En effet, une révolution totale s'opère alors dans son être physique ; les voies utérines, siége naguère d'une congestion périodique, ne reçoivent plus le sang nécessaire à leurs fonctions ; ce sang qui n'a plus d'issue, se répand dans l'économie générale, où il est facile de comprendre la prodigieuse perturbation qu'il doit ou qu'il peut produire. Cependant, cet effet est normal, et s'il est accompagné de dangers, c'est justement en raison de la difficulté ou de l'irrégularité de son accomplissement. Ainsi, tous les soins du moment tendront à le favoriser : rien ne serait plus fatal, que de chercher à rappeler le sang vers le point qui le repousse. Ici encore, la nature est admirable de prévoyance pour la femme qui a respecté ses lois, et n'a pas joué sa santé ; en général, le retour est sans péril pour elle ; ses règles diminuent et s'éloignent peu à peu, et leur disparition se passe sans secousse.

Néanmoins, toutes les précautions d'hygiène doivent encore redoubler ici : l'humidité, le froid, l'exercice outré ; de même que la vie sédentaire, les affections morales tristes, la solitude, les frayeurs, les écarts de régime, doivent être évités avec la plus religieuse attention ; on veillera à ce que les évacuations alvines soient entretenues avec une liberté parfaite ; on s'abstiendra de longs voyages, d'excitations de toute nature, et autant qu'on le pourra, de rapprochements sexuels qui désormais, seront stériles.

Quant aux femmes qui ont été moins sages, qui n'ont connu d'autres bornes à leurs plaisirs, que la lassitude et l'impuissance ; qui se sont livrées sans gouvernail, aux flots des passions ; elles échoueront souvent sur l'écueil du retour, et pour ne parler que des affections qui sont l'objet de cet ouvrage, hâtons-nous de dire qu'elles apparaissent assez communément à cette époque, sous la forme de pertes abondantes et réitérées, ainsi que d'engorgements de toutes espèces. On comprend combien il est utile, dans ces cas, de redoubler de sévérité dans l'application des règles de l'hygiène et de la morale qui en fait partie ; avec quel soin en particulier, il faut remédier aux irritations des organes sexuels, et se soustraire à tout ce qui peut en exalter l'excitabilité.

Nous nous abstiendrons de conseils plus étendus, l'intervention du médecin étant généralement nécessaire dans cette situation.

ARTICLE XXII.

Etat passif.

L'époque si naturelle et parfois si périlleuse que nous venons d'indiquer, une fois passée, la femme peut tout espérer de sa santé générale ; mais les voies utérines en particulier, semblent dégagées à jamais, de toute cause d'affections. En effet, quand leur activité a cessé, leurs sympathies, leur irritabilité, sont presque nulles, et c'est là ce que nous pouvons appeler : *état passif*.

L'hygiène alors n'a plus de spécialité pour

les femmes ; elles n'ont désormais, qu'à se con-
former à ses règles générales, et exemptes de
beaucoup d'infirmités qui atteignent les hommes, elles arriveront souvent, à une grande et
heureuse vieillesse.

***

Nous avons souvent parlé dans le cours de cet
ouvrage, de la nécessité pour les femmes, en beaucoup d'occasions, de porter une ceinture destinée à
relever le ventre et empêcher ses organes de peser
sur la matrice. M. Bienaimé-Duvoir, ingénieux ortho-
pédiste, a imaginé un bandage simple et léger, qui
ne laisse rien à désirer à cet égard.

TABLE DES MATIÈRES.

Dédicace.   VI

Quelques mots avant d'entrer en matière.   1

Chap. Ier. Des causes sous l'influence desquelles les maladies de matrice, tendent à devenir plus fréquentes.   11

Art. Ier. De quelques fautes commises dans l'éducation des filles, considérées comme causes prédisposantes aux maladies de matrice.   *Ibid.*

Art. II. Dispositions héréditaires.   22

Art. III. Effets du mariage. — Imprudences diverses.   26

Art. IV. De la mauvaise direction des femmes, pendant la grossesse et les couches.   36

Art. V. Conséquences du défaut d'allaitement maternel.   42

Chap. II. Du diagnostic des maladies de matrice.   49

Art. Ier. De quelques erreurs de diagnostic, fort communes dans la pratique.   50

Art. II. Erreurs auxquelles les affections du col, peuvent donner lieu.   54

Art. III. Erreurs qui peuvent résulter de diverses sortes de déplacements de la matrice.   63

Art. IV. Quelques autres considérations sur le diagnostic et les différentes causes des déplacements de matrice.   77

Art. V. De quelques erreurs assez communes dans le diagnostic des différentes espèces d'engorgements utérins.   84

Chap. III. Quelques observations sur les moyens
    d'exploration.   95
Chap. IV. Traitement rationnel des maladies de ma-
    trice.   109
  Art. Ier. Quelques généralités.   Ibid.
  Art. II. Traitement des engorgements phleg-
    masiques et congestionnels de la matrice. 116
    Repos absolu du corps.   119
    Repos des organes malades.   125
    Saignées.   Ibid.
    Sangsues.   129
    Ventouses.   131
    Grands bains.   132
    Injections.   133
    Régime.   135
    Exutoires.   137
  Art. III. Du traitement empirique ou expéri-
    mental.   Ibid.
    Muriate d'or et de soude.   138
    Iodure de mercure.   139
    Ciguë.   140
    Belladone, iodure de fer.   141
    Seigle ergoté, hydrochlorate de platine. Ibid.
  Art. IV. Un mot sur le traitement des ulcéra-
    tions du col.   142
  Art. V. Traitement des descentes de matrice. 143
    Cure palliative.   Ibid.
    Cure radicale.   144
Chap. V. De l'hygiène des femmes.   150
  Art. Ier. De l'allaitement maternel.   151
  Art. II. Du maillot.   162
  Art. III. Du berceau.   164
  Art. IV. De la marche.   165
  Art. V. De la gymnastique.   166
  Art. VI. De l'exercice.   168
  Art. VII. Du grand air.   169
  Art. VIII. Du corset.   170

Art. IX. De la propreté, des bains, des frictions. 171
Art. X. Des vêtements.   172
Art. XI. Du séjour à la campagne.   176
Art. XII. De l'instruction.   177
Art. XIII. Des arts d'agrément en général, et
de la musique en particulier.   179
Art. XIV. De la société.   181
Art. XV. Du repos au lit.   183
Art. XVI. De la puberté.   184
Art. XVII. Du mariage.   187
Art. XVIII. De la grossesse.   195
Art. XIX. De l'accouchement et de ses suites. 197
Art. XX. De la sécrétion du lait.   200
Art. XXI. Du retour (*ménopause*).   206
Art. XXII. État passif.   208

FIN DE LA TABLE.

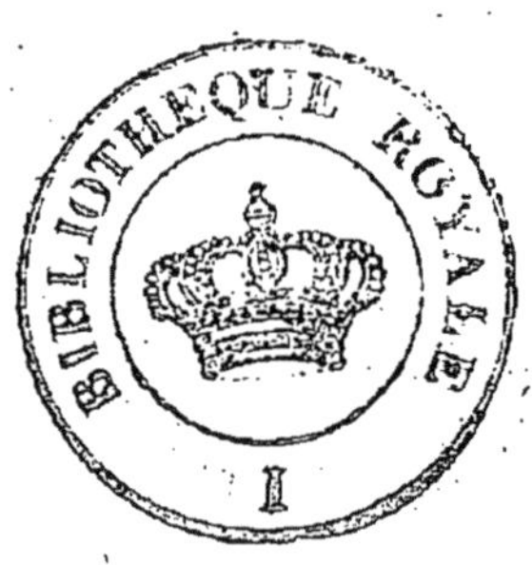